Dr. med. Johanna Krause

Überleben mit hyperaktiven Kindern

Mit 3 Abbildungen und 4 Tabellen

Bundesverband Aufmerksamkeitsstörung/
Hyperaktivität e.V. München/Forchheim

In diesem Buch enthaltene Dosierungsangaben wurden mit aller Sorgfalt überprüft. Dennoch übernehmen Autorin und Verlag - auch im Hinblick auf mögliche Druckfehler - keine Gewähr für die Richtigkeit. Dem Leser wird empfohlen, sich vor einer Medikation in jedem Fall über Indikationen, Kontraindikationen und Dosierung anhand des Beipackzettels oder anderer Unterlagen des Herstellers zu unterrichten. Das gilt insbesondere bei selten verwendeten oder neu auf den Markt gekommenen Präparaten.

ISBN 3-933067-06-5
1. Auflage 2002

Umschlag: Gerda Röhring
Foto: Dr. Josef Fassbender. Jülich
Druck: Clausen & Bosse, Leck
Printed in Germany

Dr. med. Johanna Krause
Überleben mit hyperaktiven Kindern

Bundesverband Aufmerksamkeitsstörung/ Hyperaktivität e.V. (BV-AH)

Zu diesem Buch

Die Aufmerksamkeitsdefizit/Hyperaktivitätsstörung (ADHS) ist eine häufige Erkrankung des Kindes- und Jugendalters, die oftmals verkannt wird. Dieses Buch ist eine Anleitung zum besseren Verständnis der Störung und bietet Hilfe im Umgang mit den Betroffenen. Die Autorin stellt das Krankheitsbild verständlich dar und geht auf die Ursachen der ADHS ebenso ein wie auf die Frage nach der notwendigen medizinischen und psychologischen Diagnostik. Sie zeigt den Verlauf der Entwicklung eines Kindes mit dieser Störung und stellt Behandlungsmöglichkeiten vor. Hilfe finden die betroffenen Familien auch über die aufgeführten Kontaktadressen.

Johanna Krause, Dr. med., ist Fachärztin für Psychiatrie und Psychotherapie sowie Neurologie, Ausbildung zur Psychoanalytikerin in Heidelberg und München; in eigener Praxis niedergelassen.

Inhalt

Vorwort

Hyperaktive Kinder haben es schwer. Häufig werden sie von Außenstehenden lediglich als temperamentvoll und besonders fröhlich eingeschätzt. Wird das expansive Verhalten aber störend, dann wird meist mit Fingern auf die Eltern gezeigt. Sie werden für das Verhalten ihrer Kinder verantwortlich gemacht, und die Ratlosigkeit und Not, in der sie sich ohnehin befinden, wird noch vergrößert. Die Eltern sind hilflos, schämen sich ihrer Kinder und begegnen diesen dadurch nicht mehr unbefangen. Und da sie so viel negative Rückmeldung über ihre Kinder erfahren, geraten sie zunehmend in eine soziale Isolation. Sie können ihre Kinder nicht Freunden zur Betreuung überlassen, und sie können zu Besuchen ihr hyperaktives Kind nicht mitnehmen, da dessen Verhalten unangenehm auffällt; und Einladungen werden zunehmend seltener. Die Stellung dieser Kinder in der Familie wird dadurch noch schwieriger. Die Kinder selbst sind in der Gruppe der Gleichaltrigen in einer schlechten Position. Sie gelten als die ständigen Störenfriede und unruhigen Geister, die sich oft in heftige Auseinandersetzungen begeben und sich bei Gruppenspielen meist nicht an die Regeln halten. In der Schule fallen sie durch ihre Unruhe und durch Clownerien auf und geraten schnell in eine Außenseiterposition. Man kann sagen, daß sich das hyperaktive Kind einen Milieuschaden selbst schafft, ohne dies zu wollen oder beeinflussen zu können.

In den letzten Jahren hat der Bekanntheitsgrad der Aufmerksamkeitsdefizit/Hyperaktivitätsstörung erheblich zugenommen. Dennoch gibt es viele Ärzte, Psychologen und Pädagogen, die dieses Krankheitsbild nicht kennen und keine angemessene Hilfe und Beratung geben können. Zugleich wird in der Öffentlichkeit eine Vielzahl von Behandlungen empfohlen, von medikamentöser über diätetische bis hin zu psychotherapeutischer und bewegungstherapeutischer Behandlung. Eltern sind oft überfordert, aus dem großen Angebot zum Teil unseriöser und unwirksamer Hilfen die richtige Behandlung für ihre Kinder auszuwählen. Nicht selten haben sie eine Odyssee von verschiedenen Therapien und Beratungen hinter sich, bevor ihnen eine konkrete und effektive Hilfe zuteil wird.

Auf der Suche nach Rat und Hilfe müssen sich Eltern häufig sagen lassen, sie seien intolerant und wollten lediglich ihr etwas schwieriges Kind „pflegeleichter" machen lassen. Dabei wird übersehen, daß vor allem die Kinder Hilfe brauchen. Sie leiden unter ihrer Unruhe und den daraus resultierenden Schwierigkeiten und laufen dabei Gefahr, eine erhebliche Fehlentwicklung zu nehmen. Diesen Langzeitauswirkungen wurde erst in den letzten Jahren die entsprechende Beachtung geschenkt.

Mit diesem Buch schließt Frau Dr. Krause in der inzwischen recht umfangreichen Literatur zur Aufmerksamkeitsdefizit/Hyperaktivitätsstörung eine Lücke. Hier schreibt eine betroffene Mutter, die selbst einen langen Weg gehen mußte, bis sie eine angemessene Hilfe erfahren hat, und die dadurch sehr persönlich die Nöte der hyperaktiven Kinder und ihrer Eltern schildern kann. Zugleich besitzt sie als Nervenärztin die Kompetenz und das Fachwissen, um die therapeutischen Möglichkeiten präzise zu beschreiben und deren Wirksamkeit und Stellenwert kritisch zu beleuchten. Die Verknüpfung von einfühlsamer Schilderung der Situation dieser Kinder und ihrer Familien mit einer anspruchsvollen Beschreibung des aktuellen Wissensstandes über dieses Krankheitsbild, verbunden mit ganz konkreten Empfehlungen zum Umgang mit diesen Kindern in verschiedenen Situationen, wird sicher vielen Familien eine sehr große Hilfe sein.

Prof. Dr. med. Götz-Erik Trott,
Aschaffenburg

1 Einleitung

Vor 150 Jahren hat der Frankfurter Nervenarzt Dr. Heinrich Hoffmann das Buch vom Struwwelpeter verfasst. Hoffmann hat darin Auffälligkeiten im Verhalten der Kinder seiner Zeit beschrieben, und es ist sicher kein Zufall, dass die Geschichte vom Zappel-Philipp geradezu zum Inbegriff einer die Umgebung eines Kindes sehr belastenden „Unart" geworden ist. Damit ist schon eine erste Antwort auf die Frage gegeben, ob „unsere Zeit" schuld an dieser Störung ist; hier gilt nicht die These „Unruhige Zeiten = unruhige Kinder". Hoffmanns Darstellung des Zappel-Philipps könnte fälschlicherweise zu der Annahme verleiten, dass der Philipp einfach nur nicht stillsitzen *will*; der entscheidende Punkt ist, dass er es überhaupt nicht *kann*. Außerdem wird dargestellt, dass der Vater glaubt, mit erzieherischen Mitteln die Situation bei Tisch verändern zu können, während die Mutter nach der Mühe des Tages schon längst resigniert hat.

Eltern hyperaktiver Kinder haben ein besonderes Schicksal zu bewältigen: sie haben kranke Kinder, aber keiner glaubt es ihnen. Seit ich nach langer Suche endlich Hilfe für mein Kind in einer medikamentösen Therapie und für mich in einer Elterngruppe gefunden habe, weiß ich, dass unser Schicksal eher die Regel als die Ausnahme darstellt. Ich möchte allen Betroffenen Mut machen, die Suche nach einer hilfreichen Therapie nicht aufzugeben und sich durch Fehleinschätzungen auch von Fachleuten nicht entmutigen zu lassen; die Kinder brauchen die Unterstützung ihrer Eltern in dieser Situation ganz besonders, weil sie am meisten darunter leiden, als Störenfried oder zorniger Tunichtgut angesehen zu werden, ohne dass sie in der Lage wären, diesen Zustand zu beenden. Es handelt sich um eine nicht dem Willen der Betroffenen zugängliche mangelhafte Steuerung des Verhaltens im Emotionalen und in der Bewegung und nicht um eine fehlgeschlagene Erziehung, an deren Ende alles wie in der Geschichte vom Zappel-Philipp zu Bruch geht.

In diesem Ratgeber soll der Versuch unternommen werden, das sehr verschiedenartig auftretende Krankheitsbild der Aufmerksamkeitsdefizit/Hyperaktivitätsstörung, im folgenden als ADHS abgekürzt, das die Ursache für das Zappeln, für die Widersprüchlichkeit im Verhalten, für die Unfähigkeit sich einzuordnen und für die mangelnde Konzentrationsfähigkeit ist, allen verständlich zu machen, die in irgendeiner Form Umgang mit diesen Kindern haben.

Bei dieser Störung sind inzwischen eine Fülle von Bezeichnungen gebräuchlich, dies hängt damit zusammen, dass aus amerikanischen Diagnoseschlüsseln mit einer gewissen Verzögerung im Deutschen entsprechende Diagnosen geschaffen wurden. Da sich der Wissensstand um dieses Krankheitsbild ständig verbessert, wurde auch im amerikanischen Diagnoseschlüssel die Bezeichnung verändert, die derzeitig international gültige ist ADHD (attention deficit hyperactivity disorder) - die früher gebräuchliche Diagnose Attention deficit disorder (ADD), im Deutschen Aufmerksamkeitsdefizitstörung (ADS), ist somit veraltet. In Deutschland ist offiziell noch die Diagnose hyperkinetisches Syndrom oder hyperkinetische Störung üblich, sie orientiert sich an der Vorstellung, dass die Hyperaktivität das wichtigste Symptom dieser Störung ist; deswegen ist es auch für viele Ärzte unverständlich, dass es betroffene Kinder und Erwachsene ohne Zappeligkeit geben soll (s. Kapitel 5).

Es ist erstaunlich, wie viele Fachleute - Kinderärzte, Psychologen und auch Lehrer - noch immer nicht genau über dieses häufige Krankheitsbild informiert sind. Daraus ergibt sich für eine Reihe von Eltern das Problem, selbst entscheiden zu müssen, ob der befragte Fachmann aus ihrer Sicht die Störung des

Kindes richtig eingeordnet hat, oder ob alles nur auf eine „Psychoschiene" abgeschoben wird, bei der am Anfang eine Paartherapie der Eltern steht. Es mag den Eltern helfen, sich aussprechen zu können, denn das Leben in einer Familie mit einem hyperaktiven Kind stellt eine enorme Belastung für eine Beziehung dar. Gerade der Zweifel „Handelt es sich nun um eine Krankheit oder ist das Verhalten durch Erziehungsfehler bedingt?" führt häufig zu unerträglichen Schuldgefühlen. Den betroffenen Kindern selbst ist mit der Psychotherapie der Eltern jedoch nicht direkt geholfen, die Ursache der Störung nicht gefunden.

In unserer Zeit ist das Umweltbewusstsein glücklicherweise besser ausgeprägt als vor vier Jahrzehnten während des Wirtschaftsaufschwunges in der Nachkriegszeit; gleichzeitig führt die Furcht vor Umweltgiften und chemisch veränderten Lebensmitteln vielfach zu Ängsten, die meist unbegründet sind, wenn man bedenkt, dass die Mehrheit der in Europa lebenden Menschen sich noch nie so gesund ernährt hat wie heute. Bei der Beschreibung einzelner Symptome der ADHS gibt es durchaus Parallelen zu Krankheitserscheinungen, die auch im Rahmen einer Nahrungsmittelallergie auftreten können. Eine Gleichsetzung der beiden Krankheitsbilder sollte aber wegen der unterschiedlichen Therapiestrategien unterbleiben.

In diesem Buch soll auch behandelt werden, was zu beachten ist, damit Familien mit einem „Zappel-Philipp" trotz aller Probleme ihren Optimismus nicht verlieren und auch in Zeiten mit schweren Belastungen zu ihrem Kind stehen können. Glücklicherweise ist es den Menschen nicht gegeben, sich das superpflegeleichte Kind aus einem Katalog auszuwählen, um sich und der Umwelt dann in einem missverstandenen Ehrgeiz die eigenen erzieherischen Fähigkeiten als Eltern beweisen zu können. Es ist durchaus möglich, auch mit diesen Kindern glücklich zu werden, die keineswegs den Klischees der Superkinder aus der Welt der Fernsehwerbung entsprechen. Der in Kapitel 13 wiedergegebene Bericht einer Mutter mit drei betroffenen Kindern belegt dies; ich bin froh, daß ich diese lebensnahe Schilderung einer breiteren Öffentlichkeit zugänglich machen darf.

2 Was ist Hyperaktivität?

Mit diesem Begriff wird ein Verhalten etikettiert, das eigentlich vor allem eines meint: Alle fühlen sich von der Unruhe der Betroffenen nachhaltig gestört. Jeder hat schon in seiner näheren Umgebung einen rastlosen, mit unbändiger Energie gesegneten kleinen Jungen erlebt, der seine Mitmenschen im Hinblick auf ihre Toleranz gehörig prüft. Nach den Untersuchungen der Weltgesundheitsorganisation leiden mindestens 4% der Weltbevölkerung an dieser Störung, 80% davon sind sind Buben, Mädchen zeigen also viermal weniger dieses Phänomen. Das ist auch in der Literatur zu sehen, wo mit dem Zappel-Philipp und dem Michel aus Lönneberga solchen Jungen ein Denkmal gesetzt wurde. Heute wird in vielen populärwissenschaftlichen Artikeln in Zeitschriften zu diesem Thema Stellung genommen, wobei die Autoren oft meinen, dass die Störung zunehme. Wissenschaftlich gesehen stimmt das in dieser Form wohl nicht; zunehmende Probleme mit der Hyperaktivität sind sicherlich dadurch entstanden, dass die Anforderungen an Kinder infolge Verstädterung und schulischem Leistungsdruck gestiegen sind und somit die Möglichkeiten, ein „kindgerechtes" Leben mit Bewegungsfreiheit ohne ständige Aufsicht durch Eltern oder Erzieher zu führen, stark eingeschränkt wurden. Außerdem führt die stark rückläufige Kinderzahl in den einzelnen Familien zu einer verstärkten Erwartungshaltung der Eltern in Bezug auf das Leistungsverhalten des einzelnen Kindes, andererseits nehmen heute die Menschen gesundheitliche Einschränkungen nicht mehr als unabwendbares Schicksal hin und suchen vermehrt Hilfe. Diese Entwicklung könnte den Eindruck einer Zunahme der Erkrankung vermitteln, es handelt sich jedoch nicht um ein Krankheitsphänomen im Sinne eines Zivilisationsschadens.

In dem Begriff Hyperaktivität ist vieles zusammengefasst: Gemeinsam ist den meisten Kindern eine starke innere Spannung, die sich in jedem Lebensalter anders äußert. Schon im frühen Säuglingsalter fällt das geringe Schlafbedürfnis auf, selten sind diese Babies nach dem Trinken wohlig satt und zufrieden, oft schreien sie ihr ganzes „Unglück" in die Welt hinaus.

Sobald die Kinder laufen können, ist nichts mehr vor ihnen sicher, da sie oft zwar ungeschickt aber dennoch sehr schnell ihr angestrebtes Ziel erreichen. Da es nichts in diesem Alter gibt, was ihre Aufmerksamkeit länger bindet, wechseln die Objekte ihres Interesses schnell, was den Eindruck vermittelt, dass sie ständig von einem Ort zum nächsten hasten, ohne sich mit einer Sache eingehender zu befassen.

Im Kindergartenalter gibt es in einigen Familien eine Entlastung, weil allmählich die „Legozeit" beginnt, die viele Kinder erstmals so in ihrer Konzentration bindet, dass die Hoffnung aufkommt, die Probleme seien nun vorbei, es gebe jetzt endlich etwas, was auch dieses Kind begeistern und Ruhe finden lassen könne.

Während sich der Bewegungsdrang auffallend durch „Legospielen" und Fernsehen unterdrücken lässt, gilt diese „Beruhigung" in anderen Bereichen überhaupt nicht. Wenn auch die Gewöhnung der häuslichen Umgebung an die Eigenarten des Kindes den Eindruck vermittelt, es würde nun endlich besser, sind oftmals die Klagen aus den Kindergruppen umso ausgeprägter; hier können sich die Betroffenen nicht in den Stuhlkreis integrieren oder stören das ruhige Spielen der übrigen Kinder geradezu gezielt. Die Außenseiterposition wird durch dieses Verhalten verfestigt.

Bei besonders stark betroffenen Kindern werden - mit weitreichenden Folgen - schon vor der Einschulung die Weichen falsch gestellt, wenn das Verhalten in seinem Krankheitswert nicht erkannt wird. Es unterbleibt eine entsprechende Behandlung. Stattdessen erfolgt in sehr schweren Fällen oft schon die

Einschulung in eine Spezialeinrichtung - heute Fördereinrichtung genannt - für verhaltensgestörte Kinder, die häufig den weiteren Weg in die Sonderschule einleitet, was bei durchschnittlich oder höher begabten Kindern zu einer weiteren Quelle von Verhaltensanomalien werden kann.

Im Schulalter gelingt es den Kindern dann meist, mit ihrer Unruhe die Lehrer zur Verzweiflung und die Mitschüler zum Lachen zu bringen. Sie bleiben selten längere Zeit sitzen, laufen ständig interessiert herum und versuchen, stets die Aufmerksamkeit aller zu erwecken. In dieser Lebensphase kommt es dann häufig schon zu so ernsthaften Problemen, dass die Schulbehörden auf einer Vorstellung beim Schulpsychologen oder bei der Erziehungsberatung bestehen. Hier hängt es vom Wissensstand des Untersuchers ab, ob er die zugrunde liegende Störung erkennt oder ob er das Verhalten als Ausdruck von Erziehungsfehlern einstuft. Wiederum droht die Umschulung in den Sonderschulbereich.

Die Hausaufgabenerledigung stellt die meist damit betrauten Mütter vor ein schier unlösbares Problem. Selbst kleinere Arbeiten werden nur im Verlauf des gesamten Nachmittags erledigt, weil die Kinder ständig unkonzentriert und extrem leicht ablenkbar sind. Ihre Klage, dass ihnen keine Freizeit verbleibt, ist berechtigt; aber sie können daraus nicht den notwendigen Schluß ziehen, dass sie ihre Hausaufgaben zielstrebiger erledigen müssen. Je nach Ausprägung der Störung wird auch den Betroffenen schnell klar, dass sie anders sind als die meisten Mitschüler. Hier entwickelt sich ein Teufelskreis, bei dem die Spannungen im Elternhaus nicht gerade das Vertrauen zwischen Kindern und Eltern fördern. Die Kinder haben keine Erklärung für ihr Gefühl der Andersartigkeit und verspüren Scham, weil sie oft erleben, dass sie versagen. Zusätzlich entwickeln sie Schuldgefühle, weil sie mit ihrem Verhalten die Familie belasten. Sie neigen zu Heimlichkeiten, weil sie dem äußeren Druck nicht mehr gewachsen sind, selbst im vertrauten Kreis verschließen sie sich und können deshalb von ihren Konflikten nicht berichten.

Bei den weniger stark von Unruhe geplagten Schülern fällt in der weiteren Schulzeit nur auf, dass sie häufig „etwas zum Papierkorb bringen, etwas vom Boden aufheben müssen", sie sind geschickt darin, den Eindruck zu erwecken, dass sie geplante Ziele verfolgen, hinter denen sie ihren Bewegungsdrang verbergen.

Nach der Pubertät kann der Wunsch nach körperlicher Bewegung in eine Unlust umschlagen, lediglich die Finger trommeln auf irgendwelchen Unterlagen oder die Füße sind in ständiger Bewegung. Gleichzeitig kann eine enorme Intoleranz gegenüber meist jüngeren bewegungsunruhigen Kindern, zum Beispiel Geschwistern, auftreten, was zu vielen Reibereien im Tagesablauf einer Familie führt. Nach außen wirken die Jugendlichen relativ ruhig, während sie innerlich sehr gespannt und unruhig sind. Diese Entwicklung verführt oftmals sogar Fachleute zu dem Fehlschluß, daß die Hyperaktivität ausschließlich ein Problem des Kindesalters ist, das sich nach der Pubertät von selbst gibt. Dabei wird nicht gesehen, dass der Bewegungsdrang nur ein Symptom des Krankheitsbildes der ADHS neben anderen ist. Das Buch vom Struwwelpeter bietet auch in dieser Hinsicht Anschauungsmaterial. Zwar ist die Geschichte vom Zappel-Philipp den meisten Menschen am bekanntesten, jedoch werden in den anderen Geschichten wie denen vom bösen Friederich oder Hanns Guck-in-die-Luft weitere Verhaltensweisen beschrieben, die den Betroffenen mindestens soviel Ärger einbringen wie die Hyperaktivität. Astrid Lindgren hat mit der Beschreibung der Streiche des Michel aus Lönneberga gezeigt, welche Kreativität solche Kinder besitzen, die sie aber leider vor allem in Kindheit und Jugend nicht unbedingt zu ihrem und ihrer Umgebung Nutzen einsetzen.

Im folgenden Kapitel soll nun das gesamte Erscheinungsbild der ADHS besprochen werden, wobei verständlich wird, warum es manchmal so schwierig ist, die richtige Diagnose zu stellen.

3 Was ist die Aufmerksamkeitsdefizit/ Hyperaktivitätsstörung?

Erst seit knapp vier Jahrzehnten ist das Krankheitsbild der ADHS, dessen eines Symptom die Hyperaktivität ist, intensiver von einer Reihe von Forschern untersucht worden. Diese Störung ist eben keine Zeiterscheinung, sondern eine häufiger auftretende Krankheit des Menschen, nicht nur des Kindes, wie später noch erklärt werden wird. Das Krankheitsbild tritt auf wie ein Chamäleon. Die *Zappeligkeit* kann dabei als das bei vielen Kindern vorhandene gemeinsame Leitsymptom angesehen werden, das das Erscheinungsbild prägt. Viele Buben und Mädchen haben aber ein weiteres schwerwiegendes Problem, und zwar eine häufig unterschwellig vorhandene *Aggressivität*. Es wird oft berichtet, daß diese Kinder ohne erkennbaren Grund knuffen, schlagen und treten. Beginn, Intensität und Dauer der Erkrankung können sehr verschieden sein, erste Symptome sind jedoch gewöhnlich bereits vor dem Schulalter vorhanden. Neben der Klage über die *Unruhe* der Kinder und das *geringe Schlafbedürfnis* sind weitere häufige Auffälligkeiten leichte *Ablenkbarkeit, Konzentrationsschwäche* und *impulsives Handeln* ohne vorheriges Nachdenken. Außerdem fallen die Betroffenen durch *unvermittelte Reizbarkeit* auf, sie geraten schnell in schreckliche *Wutanfälle*, sie handeln, ohne vorher die Folgen des Tuns bedacht zu haben. Sie befinden sich schnell in gefährlichen Situationen, ohne dass sie in der Lage sind, die Gefahr zu erkennen. Rasch haben die Kinder das Etikett „Nervensäge", sie werden oft frühzeitig aus der Gemeinschaft ausgeschlossen, weil sie nicht „normal" sind; sie fallen auf - zunächst sicher, ohne es zu beabsichtigen -, später, weil sie darin - beispielsweise als Klassenkasper - ihre vermeintlich einzige Chance sehen, von den anderen akzeptiert zu werden.

Tabelle 3.1:
Mögliche Symptome der ADHS

Zappeligkeit
Konzentrationsmangel
Impulsivität
unvermittelte Reizbarkeit (Wutanfälle)
Aggressivität
Schlafstörungen
Teilleistungsstörungen
Ungeschicklichkeit
vermehrtes Redebedürfnis

Ungefähr ein Drittel der Betroffenen hat außer den oben erwähnten Schwierigkeiten auch *Teilleistungsstörungen*, das heißt ihr Gehirn erkennt bestimmte Dinge nicht so, wie es bei den meisten Menschen im Regelfall funktioniert. Sie leiden beispielsweise unter einer optischen Wahrnehmungsstörung und können sich deshalb auch nicht merken, wie Buchstaben auf einer Zeile angeordnet werden, und wissen nicht, wie man ein *p*, ein *d* oder ein *b* einordnet und auseinanderhalten kann. Dies führt zu einer *Lese- und Rechtschreibstörung* (Legasthenie), die oft nicht erkannt wird, besonders dann nicht, wenn sich das Kind auch ansonsten nicht wie gefordert am Unterricht beteiligt und ständig stört. Diese Unfähigkeit zum Lesen oder Schreiben wird als Unwilligkeit ausgelegt, das Kind fühlt sich zu Recht missverstanden und stört noch mehr, die Spirale der Missverständnisse dreht sich immer schneller, zumal in der Eingangsstufe der Schule der Leselernprozess im Vordergrund steht.

Dieses Phänomen, etwas Gesehenes nicht entschlüsseln zu können, betrifft nicht nur Buchstaben, es können genauso die Zahlen und damit die Rechenfertigkeiten betroffen sein, leider ist über diese *Rechenstörung* (Dyskalkulie) noch weniger bekannt. Die Eltern brauchen viel Kraft bei der Suche nach Hilfe, weil das Nichtkönnen als Dummheit ausgelegt wird, ein Angebot zur speziellen Unterrichtung meist unterbleibt. Die Konzentrationsstörung führt dazu, daß das Kind eine Anordnung der Eltern oder Lehrer zwar hört, aber schon kurze Zeit danach wieder vergessen hat, und sich erst dann erinnert, wenn es ermahnt wird. Aus diesem Verhalten ergibt sich der Vorwurf, das Kind erledige nie seine Pflichten.

Eine weitere Störung betrifft die körperliche *Geschicklichkeit*; die Kinder wirken oft etwas tapsig, fallen häufiger ungeschickt und beklagen sich als Jugendliche, nicht flüssig in ihren Bewegungen zu sein, was sie beispielsweise beim Tanzen erheblich einschränkt. Andererseits sind unter den erfolgreichen Sportlern sicher eine Reihe „Hyperkinetiker", die ihren unbändigen Bewegungsdrang erfolgreich in sportliche Aktivität umsetzen, wenn die Störungen im Ablauf der Motorik nicht so stark sind.

Ein anderes Beispiel für das positive Umsetzen einer zunächst durchaus lästigen Angewohnheit ist das *Redeverhalten*. Viele Kinder hören nicht mehr auf zu sprechen, sobald sie des Redens mächtig sind; der Wunsch der Mütter, das Kind möge doch bitte wenigstens für einige Minuten ruhig sein, erfüllt sich in den seltensten Fällen. Uns allen sind die redegewandten Moderatoren aus Funk und Fernsehen bekannt, die für ihr Redetempo und ihr Redebedürfnis berühmt sind. Auch die Kreativität eines hyperaktiven Kindes, die zunächst alle zur Verzweiflung treibt, kann später im Beruf sehr nützlich sein und die Chancen, erfolgreich zu sein, verbessern, weil seine Art, Aufgaben auf ungewöhnliche Weise anzugehen, viele Innovationen ermöglicht.

4 Wie äußert sich die Aufmerksamkeitsdefizit/ Hyperaktivitätsstörung in den verschiedenen Lebensaltern?

Säuglingsalter

Einige Mütter berichten aus der Zeit der Schwangerschaft, dass die Ungeborenen schon im Mutterleib ungewöhnlich unruhig gewesen seien und dass die Kindsbewegungen sie kaum Schlaf hätten finden lassen. Die Schriftstellerin Doris Lessing beschreibt diesen Zustand sehr eingehend in ihrem Roman „Das fünfte Kind". Sie berichtet zunächst von einem anstrengenden, jedoch in seinem Arbeits- und Kräfteaufwand zu überblickenden Familienalltag vor der Geburt dieses Kindes. Mit dem fünften Kind werden alle bis dahin gültigen Regeln des Familienlebens aufgehoben, weil die Kraft der Mutter nur noch zur Versorgung des Säuglings ausreicht. Die in diesem Buch geäußerte Diagnose erscheint im übrigen nicht ganz zutreffend, weil die beschriebenen körperlichen Auffälligkeiten des Kindes mehr an ein Missbildungssyndrom mit hyperaktiver Symptomatik denken lassen.

Viele Säuglinge sind gleich nach der Geburt durch ihre Unfähigkeit, zur Ruhe zu kommen, eine große Belastung für die Mütter, die in der Zeit der hormonellen Umstellung selbst oft emotional labil sind. Die Babies schreien schrecklich viel und sind durch sonst erprobte Mittel - wie auf den Arm nehmen und schaukeln - nicht zu beruhigen; im Gegenteil, die körperliche Nähe verursacht ihnen noch mehr Unbehagen, das Geschrei wird immer intensiver. Es ist erstaunlich, welche Ausdauer diese kleinen Wesen haben und mit wie wenig Schlaf sie auskommen. Gerade wenn man hofft, dass sie nun endlich eingeschlafen sind, genügt ihnen eine kurze Schlafphase von einigen

Minuten, um neue Energie für die nächste Runde Schreien zu tanken. Dieser Punkt schafft dann auch im Hinblick auf die Entstehung einer guten und liebevollen Beziehung zwischen Mutter und Kind häufig Gräben, weil die meisten Mütter sich ihre Rolle anders gewünscht hatten und nun mit einer Belastung konfrontiert sind, der sie nicht gewachsen sind. Wenn sie das große Glück haben sollten, eine verständnisvolle Familie zu haben, bleiben ihnen wenigstens die überflüssigen klugen Kommentare aus dem Familienkreis erspart. Oft können die Säuglinge schon früh die Ernsthaftigkeit der Wut spüren und sind in der Lage, durch ein wonniges Lächeln die Mutter doch noch für sich zu gewinnen.

Es ist sehr unterschiedlich, wie lange diese Phase des andauernden Schreiens anhält, sicher ist nur, dass ein „normales" Familienleben nicht mehr stattfindet. Die meisten Großeltern glauben, dass die Eltern in ihrer Haltung dem Kind gegenüber inkonsequent sind und ziehen sich aus der Mithilfe zurück, weil ihre Ratschläge scheinbar nicht befolgt werden. Freunde der Familie finden das „Theater" mit dem Baby furchtbar, die Konsequenz ist oft, dass man nicht mehr eingeladen wird und auch selbst keine Gäste mehr haben mag, weil es den Eltern des Babies peinlich ist, nicht für die nötige Ruhe während eines Gesprächs sorgen zu können. Es kommt zu einer zunehmenden Isolation der Familie.

Viele Kinderärzte wissen immer noch nicht, wie sich diese Krankheit im Säuglingsalter äußert, und können deshalb nur die Diagnose „Bauchkoliken" stellen, was den Eltern oft keine Beruhigung ist; sehen sie doch, dass es meist gar nicht der geblähte Bauch ist, der dem Kind zu schaffen macht. Werden zur Beruhigung des Kindes früher gebräuchliche Schlafmittel wie zum Beispiel Luminaletten gegeben, kann bei den Betroffenen ein gegenteiliger Effekt eintreten; das gleiche gilt für Beruhigungstropfen aus der Gruppe der Neuroleptika. Ganz massive Unruhezustände sind nach Narkosen beschrieben, bei denen üblicherweise solche Medikamente verwendet werden.

Bei einigen Kindern mit ADHS bringt die Phase des Übergangs vom Säuglingsalter zum Kleinkind auch eine Veränderung der Störungen mit sich. Manche Betroffene, die bis dahin noch „pflegeleicht" waren, beginnen nun mit dem oben beschriebenen vor allem nächtlichen Schreien, andere hingegen beruhigen sich jetzt und gönnen den Eltern eine kleine Verschnaufpause, bevor sie laufen lernen.

Kleinkindalter

Das Erlernen des Laufens erfolgt meist zu einem altersgemäßen Zeitpunkt; jetzt beginnt für viele mit der Aufsicht eines hyperaktiven Kindes befaßte Personen die Aufgabe, den kleinen Wicht davor zu bewahren, sich körperlichen Schaden zuzufügen; es hat den Anschein, als ob im Kopf nur Unsinn ausgeheck wird, eine „normale" Beschäftigung ruhig in einem Raum ist bei einem solchen Kind nicht programmiert. Es ist sehr schnell unterwegs, hat ständig neue Interessen und Bedürfnisse, trinkt und isst nahezu ununterbrochen. Jeder Versuch, das Kind an seinem Tun zu hindern, erzieherisch auf es einzuwirken, wird mit einem Trotzanfall beantwortet. Es bedarf einer gehörigen Portion Geduld, um mit der Frustration fertig zu werden, dass auch geduldiges Zureden häufig nicht zum Ziel führt. Die Trotzanfälle sprechen sich meist in Windeseile in der Nachbarschaft herum, das Kind gilt von da an als schwierig. Mütter mit einem sehr gesunden Selbstbewusstsein und viel Vertrauen in ihre erzieherischen Fähigkeiten lassen sich durch diese Situation nicht verunsichern und werden dem manchmal wie ein Rumpelstilzchen wütenden Kind sicher nicht ihre Zuneigung verweigern. Sie geben damit dem kleinen Wesen, das sich schon jetzt gegen alle Anforderungen sträubt, einen „roten Faden" mit auf den Weg, dem es folgen kann, wenn seine Irritation nicht zu groß ist. Damit ist das schier unlösbare Problem angesprochen, daß es Kinder gibt, die in keiner Situation und durch keine noch so große Zuwendung zu halten sind; sie haben eben nur einen Motor und keine Bremse. Diese Tatsache macht ihr Leben so gefährlich, weil sie, ohne einen Moment nachzudenken, ihren Impulsen folgen. Bei Kindern, die gerade das Laufen erlernt haben, sind alle Aufsichtspersonen noch auf solch ein Verhalten eingestellt, aber spätestens im dritten Lebensjahr geht man normalerweise davon aus, das Kind sei nun alt genug, gewisse Gefahren selbst zu erkennen.

Viele Mütter berichten von Situationen, wo sie machtlos zuschauen mussten, wie sich ihr Kind in höchster Gefahr befand. Manche sehr verzweifelten Frauen erinnern sich auch an Momente, in denen sie nahe daran waren, sich von einer solchen Situation, in der etwas Schreckliches hätte passieren können, die Erlösung aus ihrer Überforderung zu wünschen. Solche kurzen Momente großer Verzweiflung können Ursache lange bestehender, intensiver Schuldgefühle sein; sie werden selten berichtet, weil solche Wünsche überhaupt nicht mit dem Bild einer fürsorglichen Mutter vereinbar sind.

Noch mehr als andere Kinder brauchen die schwerer Betroffenen Eltern, die sich gemeinsam um die Erziehung bemühen und die gemeinsame Linie auch miteinander besprechen, um zu verhindern, dass ein Elternteil gegen den anderen ausgespielt wird.

Kindergartenalter

Mit Eintritt in das vierte Lebensjahr kommt für die meisten Kinder der erste Schritt in eine neue Gemeinschaft, die Aufnahme in den Kindergarten. Hier lernen sie eine andere Umgebung kennen, sie müssen sich auf viele neue Gesichter einstellen. Schon jetzt kann sich eine ausgeprägte ADHS darin äußern, dass diese Eingewöhnung, die für jedes Kind eine große

Umstellung bedeutet, von den an der Störung Leidenden nicht geleistet werden kann. Ihr Verhalten kann auf den ersten Blick sicher nicht von dem unterschieden werden, das Kinder zeigen, die durch Erziehungseinflüsse geschädigt sind; aber nach einiger Zeit wird eine erfahrene Erzieherin doch ein Gefühl dafür entwickeln, dass das Kind viele Unarten hat, unter denen es selbst genauso leidet wie seine Umgebung. Häufig ist es so, dass die betroffenen Kinder sehr schnell spüren, dass sie sich nicht einfügen können und deshalb von den andern Kindern der Gruppe abgelehnt werden. Um sich dennoch als liebenswert anzupreisen, entwickeln viele Betroffene Clownerien, mit denen sie nun auch den Zorn der Erzieherinnen auf sich ziehen, weil sie ihre „Späße" gerade dann vorführen, wenn sich alle auf eine bestimmte Aufgabe konzentrieren sollen. Schon hier entscheidet auch das Geschick der Betreuungspersonen, wieweit das Selbstwertgefühl des Kindes angegriffen wird, weil niemand sein Verhalten als ein krankhaftes, über das normale hinausgehende erkennt. Dies liegt unter anderem auch daran, dass nach der Liberalisierung der Erziehungsgrundsätze die Bereitschaft deutlich gewachsen ist, ein ungewöhnliches Verhalten zu tolerieren. Hyperkinetische Kinder profitieren davon jedoch nicht unbedingt, da sie durch eine Eingrenzung ihres expansiven Verhaltens, wenn es in liebevoller Form durchgesetzt wird, mehr gewinnen. Sie brauchen stets eine konsequente Führung, um für sich einen Rahmen in ihrer Beziehung zu anderen zu entwickeln. So kann während der Kindergartenzeit eine erfahrene und geschickte Erzieherin einen so positiven Einfluß ausüben, dass die Störung sich nur in einem gut zu ertragenden Rahmen äußert.

Im häuslichen Bereich kann die Situation eine vollkommen andere sein. Das Vermögen, sich stundenweise sehr zusammenzureißen, haben viele auch stark betroffene Kinder. Zuhause müssen sie sich dann „entspannen", was bedeutet, dass sie dort mit Eltern und Geschwistern ständigen Ärger haben, weil sie nach dem anstrengenden Vormittag nun keine Kraft mehr haben, sich an die Regeln im häuslichen Bereich zuhalten. Dieses sehr unterschiedliche Verhalten sollte auf keinen Fall dazu führen, dass der Arzt bei der Vorstellung nicht an die Diagnose ADHS denkt, sondern vielmehr eine mangelhafte Erziehung als Ursache der Verhaltensstörung ansieht. Auffallend ruhig und konzentriert sind die betroffenen Kinder dagegen zu Hause oft, wenn sie mit Lego-Steinen bauen oder vor dem Fernsehgerät sitzen.

Die Ungeschicklichkeit im Umgang mit Buntstiften und Schere führt zu vielen Enttäuschungen; wenn ein Kind hierbei so in Wut gerät, dass es sich auch im zeitlichen Ausmaß seines Wütens und Trotzens weit über das Maß des Üblichen hinausbegibt, sollte es sicher auch einem Arzt vorgestellt werden, damit, falls notwendig, eine sensomotorische Übungsbehandlung *(Ergotherapie)* eingeleitet werden kann, die die körperliche Selbstwahrnehmung schulen hilft.

Auch im Vorschulalter ist das geringe Schlafbedürfnis oft ein großes Problem, weil am Abend die auch für die Eltern so notwendige Ruhe nicht eintreten kann. Während die Kinder der Nachbarn und Freunde müde gegen acht Uhr in ihren Betten liegen und schlafen, sind die betroffenen Buben und Mädchen gerade gut aufgelegt, um nochmals ein Abendprogramm zu starten. Meistens sind fünf bis zehn Anläufe notwendig, um zu klären, dass heute nichts mehr gespielt, gegessen, getrunken und, falls ein Angebot zur Güte gemacht wird, dass auch nichts mehr aufgeräumt wird. Leider führen diese täglichen Auseinandersetzungen häufig dazu, dass sich das Verhältnis zwischen Kindern und Eltern in negativer Richtung weiter entwickelt, besonders dann, wenn beispielsweise durch die Berufstätigkeit der Mutter gewisse zeitliche Vorgaben, wie frühes Aufstehen bestehen.

Schuleintritt

Der wichtige Lebensabschnitt Schule wird mit der Anmeldung des Kindes bei der zuständigen Schulbehörde eingeleitet, der nächste Schritt ist dann die Einschulungsuntersuchung durch die Schulärzte. Hier werden oft die ersten großen Fehler begangen, weil die Eltern in falsch verstandener Liebe zum Kind nicht von den häuslichen Schwierigkeiten berichten, oder weil der untersuchende Arzt wegen der „verspielten" Art des Kindes an eine Reifungsverzögerung denkt, die zwar oft bei diesen Kindern besteht, aber auch durch eine Rückstellung um ein Jahr nicht gebessert wird. Nur wenn eine stark ausgeprägte körperliche und seelische Entwicklungsverzögerung vorhanden ist, ist der Verzicht auf die altersentsprechende Einschulung begründet. Bei sofort erkennbaren Verhaltensanomalien wird auch empfohlen, das Kind in eine Schule zur individuellen Lernhilfe zu geben, was für ein durchschnittlich begabtes Kind jedoch eine erhebliche zusätzliche Belastung bedeutet, da es in seiner geistigen Leistungsfähigkeit dort nicht so gefordert wird, wie es notwendig wäre, um sein Interesse am Unterrichtsstoff zu erhalten. Es sollte unbedingt darauf geachtet werden, dass bei normaler Intelligenz eine *Schule zur individuellen Erziehungshilfe* ausgewählt wird, weil dort der Regelschulstoff in kleinen Klassen mit besonders ausgebildeten Lehrern durchgenommen wird. An den Schulen zur individuellen Lernhilfe (früher Sonderschule) gibt es noch die *Diagnose- und Förderklassen*, in denen der Schulstoff von zwei Jahren auf drei Schuljahre verteilt wird und dem Kind so eine längere Entwicklungs- und Eingewöhnungszeit gewährt wird, bevor eine Entscheidung in Bezug auf die zukünftige Schulart getroffen wird.

Viel häufiger wird die Störung während der Untersuchungssituation jedoch nicht erkannt und die Einschulung erfolgt problemlos. Leider sind dann die schönen Kindertage schnell vorbei, weil die Lehrer die Eltern wenige Wochen nach dem ersten

Schultag einbestellen, um vom unmöglichen Verhalten während des Unterrichts zu berichten. Hier beginnt dann der lange Leidensweg vieler Familien, weil schon der Lehrer das Fehlverhalten als Entwicklungsverzögerung einstuft und empfiehlt, das eben erst eingeschulte Kind wieder nach Hause zu holen. Wenn diese Maßnahme zunächst aufgeschoben wird, dann wird die Untersuchung durch einen Psychologen oder die Erziehungsberatung vorgeschlagen, in Bayern gibt es zusätzlich Schulpsychologen, die in einer solchen Situation aufgesucht werden können. Auch hier entscheidet wieder die Erfahrung des Untersuchers, ob er das Verhalten als krankhaft im ärztlichen Sinne ansieht und damit als behandlungsbedürftig, oder ob er die Klagen als ein übertriebenes Gejammer von Lehrern und Eltern empfindet, dessen eigentliche Ursache die mangelnde Kompetenz in Erziehungsfragen ist. Nur wenige Eltern haben das Glück, sofort ernst genommen zu werden und eine der möglichen Therapien angeboten zu bekommen.

Schulalter

Die Wahrnehmung eines hyperaktiven Schülers durch den Lehrer sieht folgendermaßen aus: Er hat ein Kind in der Klasse, das ständig in den Unterricht hineinruft, auf dem Stuhl wackelt oder damit umfällt, auf dem Tisch mit Stiften oder Autos spielt, keine oder schlampige Hausaufgaben macht, stets freche Antworten weiß und den Rest der Klasse mit Albernheiten unterhält. Es ist nie möglich, den vorbereiteten Unterrichtsstoff in der gewohnten Weise abzuhandeln, also beginnt nun der Lehrer, im Kind die Ursache aller Mißerfolge zu sehen und es entsprechend zu bestrafen. Das Gespräch zwischen Lehrer und Eltern kann so verlaufen, als wenn man einen Blinden und einen Taubstummen gemeinsam in ein Auto setzt und sie beauftragt, an einen bestimmten Punkt zu fahren; der eine kann nicht sehen und der andere nicht hören und sprechen, so ähnlich verläuft die Verständigung über die Ursache und die Behebung der Schwierigkeiten des Kindes, wenn sowohl die Eltern als auch die Lehrer keine Ahnung haben, dass es ein Krankheitsbild gibt, das so aussieht, als ob bisher noch kein Versuch einer Erziehung zu einem sozial integrierbaren Wesen stattgefunden hat. In einigen Ausnahmefällen sind die Kinder nicht unbedingt zappelig, sie fallen aber durch die oben erwähnten Unarten auf. Oft wissen die Eltern, dass das Verhalten nicht mutwillig bösartig ist, aber sie werden von den Lehrern häufig zu gutmütigen erziehungsunfähigen Trotteln gestempelt. Solange die Grunderkrankung unerkannt bleibt, dreht sich der Teufelskreis weiter, die Verzweiflung wächst, und das betroffene Kind verliert sein Selbstbewusstsein.

Die Erledigung der Hausaufgaben stellt die meisten Familien vor ein unlösbares Problem. Zunächst weiß das Kind nicht, was es aufhat, dann setzt es sich nur nach vielen Ermahnungen an die Arbeit, es unterbricht die Erledigung jedoch ganz schnell, weil es bereits wieder Durst oder Hunger spürt; dies sind oft keine bewussten Ablenkungsmanöver, sondern entsprechen tatsächlichen Bedürfnissen, die zwar akzeptiert werden müssen, jedoch nicht zu ständigen Unterbrechungen führen sollten. Außerdem gibt es kein Geräusch und kein bewegliches Objekt, das nicht sofort große Beachtung findet. Die Zeit vergeht, die Kameraden spielen schon, während das hyperkinetische Kind im Streit mit der Mutter liegt; falls dann noch eine Lese- und Rechtschreibschwäche oder Rechenstörung zusätzlich vorliegt, bedarf es geradezu übermenschlicher Kräfte auf beiden Seiten, um einigermaßen zufriedenstellende Hausaufgaben zu produzieren und anschließend noch halbwegs liebevoll miteinander umgehen zu können. Wenn dann am nächsten Morgen von den Lehrern das mühsam erreichte Ergebnis „in der Luft zerrissen wird", ist die Motivation des Kindes endgültig am Ende. Eine Möglichkeit der Reaktion ist nun, zum Klassenkasper zu werden, um das Selbstbewusstsein zu retten. Hierzu eine Beschreibung eines Schülers, der mit dieser Problematik vertraut ist:

Fast jede Schulklasse hat einen Klassenkasper, der den Unterricht ständig durch seine Späße stört, immer darauf bedacht, von den anderen beachtet zu werden. Meist sind dies hyperaktive Kinder, die von den Mitschülern dafür geliebt werden, dass sie durch die Unterbrechung der Unterrichtsstunde die Atmosphäre immer wieder auflockern und sich „trauen", sich den Anweisungen der Lehrer zu widersetzen. Sie lassen keine Gelegenheit aus, Lacher zu „kassieren", auch wenn sie sich dafür vor anderen Kindern in höchstem Grade lächerlich machen. Obwohl die meisten Klassen auch einen Außenseiter haben, verbrüdern sich diese beiden nicht; im Gegenteil, es ist der Klassenclown, der den Außenseiter am meisten ärgert, da hyperaktive Kinder oft äußerst schlagfertig sind und dafür von den Klassenkameraden Lob und Anerkennung finden. Der hyperaktive Klassenkasper hat daher noch Glück im Unglück, da er ja von seiner Hyperaktivität profitiert, indem er von den anderen gemocht wird und nicht aufgrund seiner Andersartigkeit zum gehänselten Außenseiter wird.

Bei den Lehrern schürt die Lebendigkeit dieser Kinder, die das Unterrichtskonzept erheblich durcheinanderbringen, bei hilflosen Lehrern sogar völlig zum Erliegen bringen, Aggressionen, vor lauter Hilflosigkeit und Wut behandeln sie diesen Schüler dann nicht nur unfair, sondern stellen ihn womöglich vor der Klasse als dumm und fehl am Platz dar.

Der Klassenkasper ist meist männlich und nicht nur in der Grundschule, sondern bis hinauf in die Kollegstufe des Gymnasiums zu finden, wo er immer noch ungebremst in den Unterricht hineinruft. Die Geschwindigkeit, mit der er Dinge und Worte aus dem Unterrichtsgeschehen assoziiert, und die Krea-

tivität der verballhornten oder ausgedachten Worte regt oft so zum Lachen an, dass der Lehrer meist erst nach minutenlangen Diskussionen der Schüler untereinander den Unterricht fortsetzen kann. Ist nämlich erst einmal die Ruhe im Klassenzimmer durch das schallende Gelächter der Schüler, das man auch noch mehrere Räume weit hören kann, gestört, beginnt auch der schüchternste Schüler, sich mit seinem Banknachbarn zu unterhalten. Das erfreut dann, besonders während langweiliger oder ohne Pause aufeinanderfolgender Stunden, die Klasse, was natürlich den Beliebtheitsgrad des Klassenclowns erheblich steigert. Noch vertrackter für den Lehrer wird es aber, wenn sich gleich zwei hyperaktive Schüler in einer Klasse finden, die dann eventuell kooperieren und sich auch noch ständig zu übertrumpfen versuchen.

Eine andere Möglichkeit ist eine depressive Entwicklung des Kindes, das sich überflüssig und nutzlos fühlt und im Extremfall seinem Leben ein Ende setzen möchte. Diese Entwicklung betrifft besonders Kinder, die nie durch vermehrte Zappeligkeit aufgefallen sind, aber unter starken Konzentrationsmängeln und Impulsivität leiden und es so allen Beteiligten schwer machen, die Verhaltensstörung mit dieser Erkrankung in Verbindung zu bringen.

Kinder mit einem relativ intakten Selbstbewusstsein gehen dagegen unbeirrt ihren Weg, und das klingt dann bei einem zwölfjährigen Betroffenen so:

Ich muss im Mittelpunkt stehen; ich muss für Aufregung sorgen. Ich kann die Ruhe nicht leiden, als wenn man schon tot ist. Wenn es so still ist, mag ich das nicht. Ich suche mir dann jemand, den ich bis zur Weißglut ärgern kann, bis ich mir eine fange. Die Leute, die nicht mögen, dass ich zappele, die ärgere

ich halt. Wenn zwei von derselben Art aufeinanderknallen, gibt es Freundschaft oder großen Streit.

Wenn mir was nicht gelingt, mache ich es noch einmal zu einem anderen Zeitpunkt. Wenn ich etwas haben will, muss ich nerven, bis ich kriege, was ich will, vom Piesacken kann ich nie genug bekommen. Bei den Hausaufgaben lenke ich mich halt ab, ich kann Füllerspielen, wenn ich keinen Bock habe. Aufgaben erledige ich nur, wenn ich nicht drumherum komme.

In beiden Beschreibungen sind durchaus wichtige Erkenntnisse enthalten, insofern als der Klassenkasper hofft, etwas weniger ausgeschlossen zu sein als der vielleicht stille Außenseiter; bei der zweiten Schilderung geht es auch darum, abgelehnt zu werden, und deshalb - quasi als Verteidigung - die anderen ärgern zu müssen. Eine andere wichtige Botschaft ist, dass Pflichten nur erledigt werden, wenn kein Ausweichen möglich ist; das heißt, die Anordnungen müssen eindeutig und in freundlichem Ton gesagt werden, damit das betroffene Kind sich auf die Unausweichlichkeit der Situation einstellen kann.

Bei den überdurchschnittlich begabten Kindern stellt die Steigerung der Leistungsanforderungen in der vierten Schulklasse mit dem Ausblick auf den Übertritt ins Gymnasium häufig ein solches Problem dar, dass ein bis zu diesem Zeitpunkt angepasstes Kind plötzlich zu Leistungsverweigerungen neigt, die eben nicht auf einen Begabungsmangel zurückzuführen sind, sondern die Grenzen der Konzentrationsmöglichkeit unter vermehrtem Druck anzeigen. Dieses Problem bleibt bei allen Kindern in weiterführenden Schulen bestehen, hinzu kommt, dass die Irritation durch den stündlichen Lehrerwechsel in den einzelnen Fächern nicht zu unterschätzen ist. Es wird vielfach berichtet, dass betroffene Kinder besondere Schwierigkeiten haben, sich auf einen Umgebungs-

oder Situationswechsel einzustellen. Sie sind bedeutend ruhiger, wenn sie nicht ständige Anpassungsleistungen an veränderte Situationen erbringen müssen. Dies zeigt sich beispielsweise daran, dass alle anderen Kinder neue Hefte bereitlegen, um sich auf die nächste Stunde mit anderem Lernstoff einzustellen. Das Kind mit einer ADHS verharrt noch eine Weile bei den bisherigen Büchern und Heften, „es hat wieder einmal den Wechsel verpaßt". Diese Verhaltensweise und die Konzentrationsstörung machen auch für hochbegabte Kinder den Verbleib in einer Klasse mit dreißig oder mehr Kindern fast unmöglich, hier kann eine private Einrichtung oft eine der Begabung gemäße Schulausbildung ermöglichen, weil die Klassen kleiner sind und die Lehrer mehr auf die Situation des Einzelnen eingehen können. In besonderen Fällen - vor allem wenn beispielsweise zusätzlich auch noch eine Teilleistungsschwäche vorliegt - wird vom Staat durch die Jugendämter eine finanzielle Unterstützung gewährt, um eine der Intelligenz des Kindes entsprechende Ausbildung zu ermöglichen.

5 Das hypoaktive Kind, das Stiefkind bei Diagnostik und Therapie

Auch wenn im Titel dieses Ratgebers zunächst nur das Symptom der Hyperaktivität angesprochen wird, bliebe das Buch unvollständig, wenn nicht zusätzlich die Untergruppe von betroffenen Kindern mit Konzentrations- und Aufmerksamkeitsstörungen aber ohne Hyperaktivität beschrieben würde. Diese Kinder, die überwiegend unter den Mädchen zu finden sind, haben insgesamt wenig Chancen, in eine Behandlung zu kommen, weil sie nicht so laut stören wie die hyperaktiven Kinder. Bei ihnen ist eher das ständige Schusseln, Trödeln und Träumen Anlaß zur Vorstellung in einer Erziehungsberatungsstelle. Wenn Eltern von den einerseits so ruhigen und eher zurückgezogenen Kindern berichten, die andererseits ausgeprägt trotzig und eigenwillig sind, finden diese Familien wahrscheinlich nur bei gut informierten Spezialisten Gehör und Hilfe. Gerade diese ruhigen und unauffälligen betroffenen Kinder neigen zu abrupten Wutanfällen, bei denen sie sich kaum beruhigen können. Dass allein Erziehungsfehler eine ursächliche Rolle spielen, wird bei solchen Kindern noch eher vermutet als eine ursächliche Störung im Gehirnstoffwechsel. In vielen Familien werden nur die hyperaktiven Geschwister dem Arzt vorgestellt oder in eine Verhaltenstherapie vermittelt, bevor verstanden wird, dass auch das stille Kind - bis auf die fehlende Hyperaktivität - unter den gleichen Schwierigkeiten leidet und ebenfalls sehr hilfsbedürftig ist. Erst durch die Beschäftigung mit einschlägigen Ratgebern oder Fachliteratur zum Thema fällt Eltern die ähnliche Problematik des stillen Kindes auf, sie verstehen schlagartig die Ursache schlechter schulischer Leistungen, plötzlich kommt etwas Anderes in Frage als die vermutete Faulheit, Bequemlichkeit oder wie man sonst die Antriebsstörung innerhalb der Familie benennt. Auch in der Schule werden solche Kinder sowohl von Lehrern als auch von den Mitschülern viel gehänselt, es wird ihnen unterstellt, dass sie einfach nicht leistungsbereit sind. Entgegen den Forderungen der Diagnosekriterien, wonach die Störung schon vor dem siebten Lebensjahr aufgefallen sein muss, werden diese Kinder oft erst in der Pubertät erkannt, ihr Leiden besteht darin, „kein Licht am Ende des Tunnels" zu sehen. Sie geben sich aus ihrer Sicht alle Mühe, die gestellten Aufgaben zu bewältigen und es gelingt ihnen trotzdem nicht, Leistungen kontinuierlich zu erbringen, weil sie zu leicht erschöpft sind, zuviel Zeit brauchen, nicht mitbekommen, was eigentlich von ihnen gefordert wird. Sehr viele dieser Kinder sind übertrieben ängstlich, klammern sich an Eltern und Kindergärtnerinnen, weil sie wegen ihrer Reizoffenheit die Außenwelt als sehr feindlich erleben. Bei Heinrich Hoffmann im Struwwelpeter ist der "Hanns Guck-in-die-Luft" ein Beispiel für die verträumten Kinder, der Struwwelpeter selbst ist das Kind, das sich wegen seiner gesteigerten Reizoffenheit nicht kämmen lassen will, es ist ihm äußerst unangenehm und schmerzhaft, sich anfassen lassen zu müssen. Er kann sich deshalb auch die Nägel nicht schneiden lassen, weil die große körperliche Nähe und das gleichzeitige Festgehaltensein für ihn unerträglich sind. Diese Form der Reizoffenheit gegenüber Berührung und körperlicher Nähe betrifft jedoch nicht nur hypoaktive Kinder, sondern auch hyperaktive. Diese Kinder wollen auch keine engen Hosen tragen und bevorzugen weiche Materialien, die schon oft gewaschen sind.

6 Wie ändert sich das Erscheinungsbild mit Eintritt in die Pubertät und der Entwicklung zum Erwachsenen?

Mit Eintritt in die Pubertät ergibt sich meist eine Veränderung des Verhaltens und der Stimmungslage, wie es ja auch bei nicht von der ADHS betroffenen Kindern der Fall ist. Die Auswirkungen der hormonellen Umstellung sind sicher je nach Veranlagung recht unterschiedlich, die Lust an der uneingeschränkten Freiheit, die von niemand beschnitten werden darf, wächst sich jedoch zu einem großen Problem aus. Die Heranwachsenden sehen im Freundeskreis, dass der Aktionsradius immer größer wird, die Unabhängigkeit immer mehr eingefordert wird, und beanspruchen die gleichen Rechte für sich. Jetzt kommt das in den Kindertagen angelegte Vertrauensverhältnis auf den Prüfstand; meist müssen sich die Eltern im Hinblick auf die zu gewährenden Freiheiten nach den Erfahrungen der letzten Jahre richten. Leider ist bei den stärker und schwerst betroffenen Kindern auch eine zunehmende Lust an Unternehmungen zu beobachten, die ihnen als verboten bekannt sind. Der Reiz ist umso größer, je intensiver der Kitzel ist, ob man erwischt wird oder ob man „schlauer ist, als die Polizei erlaubt", und dieses Gefühl scheint eine sehr große Faszination auszuüben. Viele Eltern machen in diesem Alter die Erfahrung, dass die Polizei doch schlauer ist und die Halbwüchsigen bei irgendwelchen Dummheiten erwischt. Die Beziehung zwischen Kindern und Eltern wird durch eine Vorladung bei der Polizei belastet, weil sich die meisten Eltern sehr schämen, dass „es so weit kommen musste".

Die körperlichen Kräfte entwickeln sich zu diesem Zeitpunkt ebenfalls enorm und stärken das Selbstbewusstsein in einer manchmal geradezu gefährlichen Weise, weil die Hemmungen, im Sinne einer Angst vor der Kraft des Anderen, abnehmen und die seelischen Frustrationen nun mit körperlicher Gewalt ausgelebt werden können. Hier ist die Entwicklung derjenigen Kinder eindeutig besser, die frühzeitig in eine Therapie gekommen sind und unter fachkundiger Anleitung gelernt haben, mit ihren Minderwertigkeitsgefühlen umzugehen. Sie wissen außerdem eher, dass sie sich nicht provozieren lassen dürfen und dass sie sich selbst im Griff haben müssen. Damit wird nochmals deutlich, dass es auch bei weniger stark betroffenen Kindern sinnvoll sein kann, von seiten der Eltern auf eine frühzeitige Therapie zu drängen, weil das Kind so Verhaltensweisen rechtzeitig einüben kann, die es gerade in der Pubertät dringend braucht. Wenn sich erst zu diesem Zeitpunkt die Erkenntnis durchsetzt, dass man ohne Hilfe von außen mit der Erziehung nicht mehr zurechtkommt, ist es oft schon zu spät. Die oben angesprochenen Wünsche nach nahezu grenzenloser Freiheit werden jetzt mit großer Energie verteidigt, es besteht aus der Sicht des Jugendlichen kein Handlungsbedarf, das heißt, er wird einer nun einzuleitenden Therapie deutlich negativer gegenüberstehen als das noch einige Jahre zuvor der Fall war. Einige Eltern erleben dann eine so große Ablehnung durch ihre Kinder, dass sie den Eindruck haben, ein Gespräch sei unmöglich geworden. Sie fühlen sich selbst vollkommen hilflos und gerade Mütter, die vielleicht durch die beginnenden Wechseljahre in einer labileren Verfassung sind, werden häufig schwer depressiv. Sie leiden in stärkstem Ausmaß unter unberechtigten Schuldgefühlen, weil es oft nach außen hin so aussieht, als ob die Eltern bei der Erziehung vollkommen versagt hätten.

Welche Entwicklung welches Kind nehmen wird, ist ungewiss; sicher ist nur, daß eine rechtzeitige Beratung und - wenn nötig - Therapie die Chancen des Kindes auf eine begabungsgemäße Ausbildung verbessern. Die meisten Kinder sind gut begabt; aber die Konzentrationsschwäche kann sich erst zunehmend mit den Anforderungen in der Schule bemerkbar machen, so dass aus sehr guten Schülern, die bisher ohne viel Einsatz ihren Weg gemacht haben, plötzlich Versager werden. Auch in dieser Situation ist die geringe Frustrationstoleranz eine zusätzliche Belastung; weil die Jugendlichen ihre eigentliche intellektuelle Leistungsfähigkeit selbst richtig einschätzen, sind sie über ihre Misserfolge umso mehr verbittert. Hier beginnt für viele Jugendliche ein Teufelskreis, aus dem sie ohne Unterstützung durch Vertrauenspersonen nicht mehr herausfinden. Das Verhältnis zu den Eltern kann durch jahrelange Diskussionen schon so belastet sein, dass die Besprechung der verfahrenen Situation nicht mehr möglich ist. Das ist dann die Zeit der schnellen Entschlüsse in Bezug auf Schulwechsel oder Abbruch der schon begonnenen Lehre. Weil das Wissen um die ADHS bei Jugendlichen und Erwachsenen in Deutschland noch sehr gering ist, denkt auch ein Schulleiter oder der hinzugezogene Arzt oft nicht an diese Ursache für „unüberlegtes" Handeln, für plötzliche Aggressivität im Kreis der Kameraden oder gar für kriminelle Delikte.

Die psychische Reife kann verspätet eintreten. Vor dem Gesetz sind die Betroffenen mit achtzehn Jahren jedoch plötzlich Erwachsene, denen der Überblick über das, was sie sich einbrocken, oft fehlt. Zu diesem Zeitpunkt darf auch der Führerschein erworben werden, eine Quelle ständiger Ängste für die Eltern, wenn sie an das schon bisher „ungebremste" Verhalten denken. Unter den Führerscheinneulingen mit gehäuften Unfällen befinden sich sicherlich überhäufig viele nun schon erwachsene Hyperaktive.

Aus Funk und Fernsehen sind uns allen die schnell sprechenden Journalisten und Entertainer bekannt, die wahrscheinlich zum Kreis der Betroffenen gehören. Auch bekannte Sportler berichten öfters, daß sie schon immer unruhige Geister gewesen seien. Damit soll gesagt werden, dass viele erfolgreiche Menschen ihre Veranlagungen, die sich aus der ADHS ergeben, durchaus in beruflichen Erfolg ummünzen können. Aus der Hyperaktivität wird nun die Begabung zum großen Sportler, aus Impulsivität und Kreativität die Anlage, Situationen richtig einzuschätzen und zu schnellen, guten Entscheidungen zu kommen. Die Fähigkeit, Menschen gefühlsmäßig zu erfassen und sich nicht vom Eindruck, den sie machen möchten, blenden zu lassen, ist oft eine wichtige Voraussetzung bei Positionen in höheren Managementebenen; hier ist es jedoch genauso wichtig, die Impulsivität im Griff zu haben, wobei sich dann wieder das frühzeitige Einüben von Selbstdisziplin bewährt.

Auch bei Erwachsenen kann eine medikamentöse Behandlung (siehe hierzu Kapitel 10) neben psychotherapeutischen Maßnahmen sehr sinnvoll sein, zum einen dann, wenn Konzentrationsstörungen das Lernen während einer Ausbildung stark behindern oder bei längeren Sitzungen die Aufmerksamkeit deutlich reduzieren, und zum anderen, wenn die Möglichkeit, sich soweit im Griff zu haben, dass es im Umgang mit anderen nicht zu ständigen Auseinandersetzungen kommt, nicht gegeben ist. Das aus der früheren Zigarettenreklame bekannte „HB-Männchen" ist sicher Abbild eines solchen Menschen, der plötzlich mit einem maßlosen Wutanfall reagiert, weil seine Toleranzschwelle sehr niedrig ist. Dieses Verhalten, das schon den Kindern große Schwierigkeiten bereitet, wird im Erwachsenenalter von der Umgebung nicht mehr so toleriert, wie Eltern das im Familienkreis tun. Bei Versuchen, Missverständnisse zu klären, kommt diese Eigenschaft der Betroffenen oft noch mehr zum Vorschein; sie weigern sich häufig, eine Diskussion ihres Verhaltens zuzulassen und handeln sich im Endeffekt damit die Ablehnung ihrer Mitmenschen ein, die zunächst eine wohlwollende Einstellung zu ihnen hatten. Ihre Eigenart wird nun als Charakterschwäche eingestuft; das fehlende Wissen um diese Erkrankung im Erwachsenenalter verschlechtert ihre Möglichkeiten, eine entsprechende Therapie zu erhalten. Im Rahmen der Treffen von Elterninitiativen sind solche Menschen häufiger zu erleben; sie empfinden ihre Art meist jedoch nicht als hinderlich im Umgang mit anderen und haben deshalb auch keine Motivation, für sich einen Therapieversuch zu unternehmen. Andererseits gibt es Betroffene, die mit großer Dankbarkeit auf eine erst im Erwachsenenalter begonnene Therapie reagieren, weil sie ihr Gefühl, anders zu sein, bestätigt sehen und nun mit Medikamenten ohne ständige Anstrengung ein „normales" Leben führen können.

7 Wie wird die Aufmerksamkeitsdefizit/ Hyperaktivitätsstörung diagnostiziert?

Um vom Symptom zur Diagnose zu gelangen, ist eine wichtige Voraussetzung notwendig: das Verhalten eines betroffenen Kindes muss von den Eltern oder sonstigen Personen, die es gut kennen, als von der Norm abweichend eingestuft werden, damit der richtige Fachmann überhaupt aufgesucht und um eine Untersuchung gebeten werden kann. Viele Eltern wissen, „dass mit diesem Kind etwas anders ist", sie können die Krankheitszeichen jedoch nicht so klar wie Schnupfen oder Husten beschreiben. Dies ist sicher einer der Hauptgründe, warum sich die Symptomatik auch in ärztlichen Kreisen nicht als Krankheitsbild so eingebürgert hat, wie es der Häufigkeit des Auftretens entsprechen würde. Außerdem läßt sich diese Krankheit äußerst schlecht beim Arzt vorführen, weil Kinder mit ADHS an neuen Situationen immer großes Interesse haben und deshalb für diesen Zeitraum durchaus konzentriert und ruhig bleiben können. So entsteht für viele Eltern eine schreckliche Situation: Haben sie sich endlich dazu durchgerungen, sich die Lebendigkeit ihres Kindes als ein aus dem gesunden Bereich herausfallendes Verhalten einzugestehen, da teilt ihnen der Untersucher mit, das „normale Verhalten" habe für ihn nichts erkennbar Krankhaftes; die Eltern würden nur falsch mit dem Kind umgehen, wie man ja nun in der Untersuchungssituation sehen könne.

Das heißt, bei vielen von dieser Krankheit betroffenen Kindern genügt die Schilderung aus dem häuslichen Milieu oft nicht, sondern die Erzieherin oder die Lehrerin sind ebenfalls wichtige an der Diagnose beteiligte Personen.

Als wesentliches Merkmal gilt, daß die Krankheitserscheinungen mehr als ein halbes Jahr andauern und erstmals vor Eintritt in das Schulalter erkennbar gewesen sein müssen. In den meisten Fällen werden die Eltern zunächst den Kinderarzt aufsuchen, von dem das Kind schon von Anbeginn seines Lebens betreut wird. Er wird sich die Klagen anhören und je nach seiner Einschätzung der Situation, ob es sich um normales oder aus dem Normalen herausfallendes Verhalten handelt, wird er weitere Fragen stellen, die dieses Krankheitsbild betreffen. Zunächst ist eine ausführliche Anamnese erforderlich, das heißt die Vorgeschichte des Kindes muß genau berichtet werden, damit später eine exakte Diagnose entstehen kann. Dazu gehört auch schon die Schwangerschaft, die Geburt und die Phase nach der Geburt. Wenn der betreuende Kinderarzt das Kind kennt, scheint es vielleicht nicht nötig zu sein, alle Begebenheiten nochmals gründlich durchzugehen; meist lohnt sich diese Mühe trotzdem, weil ja ein neuer Verdacht auf eine Erkrankung abgeklärt werden muß. Bei diesem Gespräch ist es auch wichtig zu klären, ob in der Familie bei Geschwistern oder Eltern - also Großeltern des betroffenen Kindes - ähnliche Probleme bestanden haben, weil das bei der ADHS nicht so selten ist. Wenn sich bei dieser kinderärztlichen Erhebung der Vorgeschichte und bei der Untersuchung keine Klärung ergibt oder sich der Verdacht auf eine Beteiligung des Nervensystems herausstellt, sollte unbedingt ein Kinder- und Jugendpsychiater zusätzlich aufgesucht werden, weil er vor allem die psychischen Besonderheiten besser von anderen Krankheiten unterscheiden kann. Er wird nochmals eine körperliche Untersuchung vornehmen, bei der auch auf leichte Beeinträchtigungen der körperlichen Geschicklichkeit, des Hörens und Sehens eingegangen wird. Bei Verdacht auf eine Hirnschädigung wird sicher auch eine elektrische Hirnstromableitung (EEG) vorgenommen und, falls erforderlich, eine Darstellung der Hirnstrukturen durch Computer- oder Kernspintomographie. Bei der Abklärung der Diagnose ist außerdem eine psychologische Untersuchung sinnvoll, um das Ausmaß der Konzentrationsstörung oder dann später im Schulalter das Vorliegen einer Leistungsstörung im Bereich der Hirnfunktionen (Teilleistungsstörung, z. B. Lese- und Rechtschreibschwäche) abzuklären. Diese Untersuchungen sind auch im Hinblick auf die Therapie wichtig, weil so ein speziell auf die Störung des betroffenen Kindes ausgerichteter Therapieplan ausgearbeitet werden kann.

Das international maßgebliche DSM IV (Diagnostisches und statistisches Manual der Amerikanischen Psychiatrischen Gesellschaft von 1994) differenziert bei der Attention Deficit/-Hyperactivity Disorder drei Untergruppen:

1. Aufmerksamkeitsdefizit/Hyperaktivitätsstörung,
Mischtypus:
Dieser Typ liegt vor, wenn jeweils mindestens sechs von neun Symptomen (s. unten) der Aufmerksamkeitsstörung und der Hyperaktivität/Impulsivität über mindestens sechs Monate anhalten. Ausdrücklich wird im DSM-IV vermerkt, dass nicht bekannt ist, ob diese Kriterien auch im Erwachsenenalter gelten.

2. Aufmerksamkeitsdefizit/Hyperaktivitätsstörung,
vorwiegend unaufmerksamer Typus:
Mindestens sechs Symptome des Aufmerksamkeitsdefizits, aber weniger als sechs der Hyperaktivität/Impulsivität haben mindestens sechs Monate bestanden.

3. Aufmerksamkeitsdefizit/Hyperaktivitätsstörung,
vorwiegend hyperaktiv-impulsiver Typus:
umgekehrte Verteilung im Vergleich zu 2.

Hier nun die Symptomliste aus dem DSM IV:

Hyperaktivität:

(a) zappelt häufig mit Händen oder Füßen oder rutscht auf dem Stuhl herum,
(b) steht in der Klasse oder in anderen Situationen, in denen Sitzenbleiben erwartet wird, häufig auf,
(c) läuft häufig herum oder klettert exzessiv in Situationen, in denen dies unpassend ist (bei Jugendlichen oder Erwachsenen kann dies auf ein subjektives Unruhegefühl beschränkt bleiben),
(d) hat häufig Schwierigkeiten, ruhig zu spielen oder sich mit Freizeitaktivitäten ruhig zu beschäftigen,
(e) ist häufig „auf Achse" oder handelt oftmals, als wäre er/sie „getrieben",
(f) redet häufig übermäßig viel.

Impulsivität:

(g) platzt häufig mit den Antworten heraus, bevor die Frage zu Ende gestellt ist,
(h) kann nur schwer warten, bis er/sie an der Reihe ist,
(i) unterbricht und stört andere häufig (platzt z. B. in Gespräche oder in Spiele anderer hinein).

Unaufmerksamkeit:

(a) beachtet häufig Einzelheiten nicht oder macht Flüchtigkeitsfehler bei den Schularbeiten, bei der Arbeit oder bei anderen Tätigkeiten,
(b) hat oft Schwierigkeiten, längere Zeit die Aufmerksamkeit bei Aufgaben oder beim Spielen aufrechtzuerhalten,

(c) scheint häufig nicht zuzuhören, wenn andere ihn/sie ansprechen,

(d) führt häufig Anweisungen anderer nicht vollständig durch und kann Schularbeiten, andere Arbeiten oder Pflichten am Arbeitsplatz nicht zu Ende bringen,

(e) hat häufig Schwierigkeiten, Aufgaben und Aktivitäten zu organisieren,

(f) vermeidet häufig, hat eine Abneigung gegen oder beschäftigt sich häufig nur widerwillig mit Aufgaben, die länger andauernde geistige Anstrengungen erfordern,

(g) verliert häufig Gegenstände, die er/sie für Aufgaben oder Aktivitäten benötigt,

(h) ist bei Alltagstätigkeiten häufig vergeßlich,

(i) läßt sich öfter durch äußere Reize leicht ablenken.

Als weitere Voraussetzungen für die Diagnose werden im DSM IV gefordert:

> Einige Symptome der Hyperaktivität / Impulsivität oder Unaufmerksamkeit, die Beeinträchtigungen verursachen, treten bereits vor dem Alter von sieben Jahren auf.
> Beeinträchtigungen durch diese Symptome zeigen sich in zwei oder mehreren Bereichen (z. B. in der Schule bzw. am Arbeitsplatz und zu Hause).
> Es müssen deutliche Hinweise auf klinisch bedeutsame Beeinträchtigungen der sozialen, schulischen oder beruflichen Funktionsfähigkeit vorhanden sein.
> Die Symptome treten nicht ausschließlich im Verlauf einer tiefgreifenden Entwicklungsstörung, Schizophrenie oder einer anderen psychotischen Störung auf und können auch nicht durch eine andere psychische Störung besser erklärt werden.

8 Welche anderen Störungen sind von der Aufmerksamkeitsdefizit/ Hyperaktivitätsstörung abzugrenzen?

Keineswegs jedes Kind, das durch Unruhe auffällt, leidet an einer ADHS. Zunächst ist abzuklären, ob nur die Umgebung - aus was für Gründen auch immer - das Kind als lästig, störend und unruhig empfindet und ob es sich nicht lediglich um ein durchaus noch altersentsprechendes Verhalten eines besonders lebhaften Kindes handelt, das Eltern, die selber schon starkem Streß ausgesetzt sind, noch zusätzlich Probleme bereiten kann.

Weiterhin muss ausgeschlossen werden, dass die Hyperaktivität Ausdruck einer ungünstigen sozialen Entwicklung ist. Wenn ein Kind in einer schlecht strukturierten Familien- oder sonstigen Gruppengemeinschaft aufwächst, in der schon zwischen den erwachsenen Mitgliedern massive emotionale Probleme bestehen, ist es gar nicht verwunderlich, wenn es mit gesteigerter Unruhe, vermehrter Reizbarkeit und aggressivem Verhalten reagiert. Die Ursache dieser Auffälligkeiten liegt dann nicht im Kind selbst, sondern in der gestörten Umgebung; hier und nicht beim Kind muss eine Behandlung zunächst ansetzen. Wenn die äußeren Belastungen für das Kind so groß waren, dass es schon dauerhaft seelischen Schaden genommen hat, ist natürlich auch das Kind selbst zu behandeln, und zwar psychotherapeutisch.

Zeigen sich hyperaktive Verhaltensweisen erst in der Schule, ist immer daran zu denken, dass ein Kind durch die Anforderungen der Schule und die Forderungen der Eltern schlicht intellektuell überfordert sein kann und darauf mit Symptomen wie Unruhe und Aggression reagiert. Die Therapie der Wahl ist in diesem Fall eine Änderung der Erwartungshaltung der Eltern und gegebenenfalls eine Umschulung in eine dem Niveau des Kindes angemessene Einrichtung. Auch der umgekehrte Fall - eine chronische Unterforderung bei im Prinzip ausgezeichnetem intellektuellen Leistungsvermögen - kann nicht nur zur Langeweile und Abstumpfung, sondern auch zu Unruhe und Aggression führen.

Auszuschließen ist das Vorliegen einer höhergradigen Hör- oder Sehstörung beim Kind als Ursache von Unruhe und Frustration in der Schule.

Ganz besonders muss bei Schulproblemen an das mögliche Bestehen von Teilleistungsstörungen (Rechtschreib- und Leseschwäche, Rechenschwäche) gedacht werden; diese sind zwar oftmals mit einer ADHS verbunden (siehe Kapitel 3), können aber - und dies ist noch häufiger der Fall - auch isoliert auftreten und beim Kind zu schwerer Frustration mit den entsprechenden Folgen führen. Es kann nicht oft genug darauf hingewiesen werden, dass an die Diagnostik dieser Teilleistungsstörungen, die offiziell erst ansatzweise als krankheitswertig anerkannt sind, auch in eigentlich spezialisierten Institutionen häufiger nicht gedacht wird. Lange Leidenswege sind für die Betroffenen vorprogrammiert. Auch bei den Lehrern ist das Wissen um diese Störungen leider noch sehr lückenhaft, auch wenn von offizieller Seite der Eindruck erweckt wird, als ob das Erkennen dieser Störung zur routinemäßigen Ausbildung der Lehrer gehöre.

Prinzipiell kann es bei einem Kind auch zu gesteigerter Unruhe, Aggressivität und Reizbarkeit kommen, wenn es eine körperliche Erkrankung - etwa eine Virusinfektion - durchmacht oder gerade hinter sich hat. Hier wechseln dann oftmals Phasen von Lethargie und vermehrter Müdigkeit mit den erwähnten Symptomen, wobei sich ein solcher Zustand durchaus über Monate hinziehen kann.

Außerdem ist daran zu denken, dass gerade hyperaktives Verhalten häufig im Rahmen einer Allergie auftreten kann, durch deren Behandlung sich dann die Symptome der Überaktivität zurückbilden. Auch bestimmte Hauterkrankungen wie juckende Ekzeme können Kinder verständlicherweise extrem bewegungsunruhig machen.

Schwere Unruhezustände sind bekannt bei einer Entgleisung des Schilddrüsenstoffwechsels im Sinne einer Überfunktion; verbunden hiermit ist in der Regel ein stark beschleunigter Herzschlag, ständiger Heißhunger mit Gewichtsabnahme trotz enormer Nahrungszufuhr und eine ausgeprägte Überempfindlichkeit gegen Wärme. Diese Symptome treten bei entsprechenden Störungen sowohl im Kindes- als auch im Erwachsenenalter auf und sollten Anlass zu umgehender internistisch-endokrinologischer Abklärung sein.

Schließlich sind einige Krankheitsbilder von der ADHS abzugrenzen, zu deren Diagnostik und Behandlung ganz spezielle kinderpsychiatrische Kenntnisse erforderlich sind - ein Beleg dafür, dass die Diagnose einer ADHS im Zweifelsfall immer in Kooperation mit einem Kinderpsychiater gestellt werden sollte. Zu nennen sind hier zunächst Auffälligkeiten im Rahmen von Anfallskrankheiten (Epilepsien). So werden Kinder im Grundschulalter oftmals als extrem unaufmerksam abgestempelt, weil sie im Lauf des Tages Hunderte von sekundenlangen Bewusstseinslücken - Absencen - haben, während denen sie nicht wahrnehmen, was um sie herum vor sich geht; für alle klar wird das zugrunde liegende Leiden sofort dann, wenn erstmals ein großer generalisierter Krampfanfall auftritt - dies kann aber durchaus erst Jahre nach Beginn der Absencen passieren. Die Diagnose eines Anfallsleidens mit gehäuften Absencen (Pyknolepsie) wird durch die Ableitung typischer Veränderungen in der Hirnstromkurve (Elektroenzephalogramm = EEG) gestellt. Um die Pubertät herum tritt ein spezielles Anfallsleiden, das Impulsiv-Petit-Mal auf, das sich mit kurzen Zuckungen der Arme, selten auch anderer Körperteile äußert; die Kinder bzw. Jugendlichen gelten dann als nervös, zappelig und schreckhaft. Auch hier finden sich typische Veränderungen im EEG. Gemeinsam ist diesen Erkrankungen, dass sie sich heute ganz ausgezeichnet medikamentös behandeln lassen, so dass eine frühzeitige Diagnose umso wichtiger ist, um den Kindern Ärger und Frustrationen zu ersparen. Schließlich ist im Rahmen von Anfallskrankheiten bei manchen Kindern eine psychische Veränderung zu beobachten, das epileptische Psychosyndrom, das öfters mit erheblicher Unruhe, Reizbarkeit und Aggressivität einhergeht und mit einer ADHS verwechselt werden könnte; hier ist in der Regel aber die Grundkrankheit bereits längere Zeit bekannt. Das Gleiche gilt für entsprechende Verhaltensauffälligkeiten bei Kindern, die eine schwere organische Hirnschädigung aufweisen.

Eine besondere Form einer Erkrankung des zentralen Nervensystems - zuweilen auch in Kombination mit der ADHS auftretend - ist das Tourette-Syndrom aus der Reihe der sog. Tic-Erkrankungen, das gekennzeichnet ist durch meist zwischen dem 5. und 8. Lebensjahr auftretende stets in gleicher Weise ablaufende (stereotype) unwillkürliche spontane Bewegungen, verbunden mit depressivem und aggressivem Verhalten, bei einem Teil der Betroffenen im weiteren Verlauf mit Räuspern oder sprachlichen Äußerungen in Form von Flüchen und Verwünschungen einhergehend. Eine hiervon abzugrenzende Störung ist die Chorea, bei der es nicht zu stereotypen, sondern zu ganz wechselnden Muskelzuckungen sowohl in Armen und Beinen als auch am Rumpf kommt. Eine speziell im Kindesalter auftretende Form ist die Chorea minor (volkstümlich Veitstanz genannt), eine Folgekrankheit nach Scharlach (Infektion mit speziellen Bakterien, den Streptokokken).

Schließlich können bereits im Kindesalter psychiatrische Erkrankungen - Psychosen - auftreten, die mit massiver Unruhe und Umtriebigkeit einhergehen und einer sofortigen - meist stationären - Behandlung bedürfen.

Eine Übersicht über die bei der Abgrenzung von der ADHS zu berücksichtigenden Störungen gibt Tabelle 8.1.

Tabelle 8.1: Von der ADHS abzugrenzende Störungen

Lebhaftes Verhalten als Normvariante
Ungünstige soziale Entwicklung, gestörtes Milieu
Hör- oder Sehstörung
Isolierte Teilleistungsstörungen
Körperliche Erkrankung (z.B. Virusinfektion)
Allergie
Hauterkrankungen (z.B. juckendes Ekzem)
Schilddrüsenüberfunktion
Anfallskrankheiten (Epilepsien)
Schwerere Hirnschädigungen unterschiedlicher Ursachen
Tic-Erkrankungen (z.B. Tourette-Syndrom)
Chorea („Veitstanz")
Psychiatrische Erkrankungen

9 Welche Ursachen kann die Aufmerksamkeitsdefizit/Hyperaktivitätsstörung haben?

Bei der Erforschung der Ursachen der ADHS sind zwei Ansätze zu unterscheiden, auf der einen Seite der biologische - d.h. es handelt sich um eine organische Störung - auf der anderen Seite der psychologische, wonach frühkindliche emotionale Störungen das Bild verursachen. Ähnliches galt lange Zeit auch für die Legasthenie (Lese- und Rechtschreibschwäche), eine Teilleistungsstörung, die ja öfters mit der ADHS gemeinsam auftritt. Es gab früher ernsthafte Befürworter der Theorie, wonach es sich bei der Legasthenie um ein neurotisches und somit einer analytischen Therapie zugängliches Phänomen handelt. Bei der ADHS spielen die Autoren, die eine im wesentlichen psychische Verursachung annehmen, im mittel- und nordeuropäischen Raum ebenso wie in den USA eine Außenseiterrolle; etwas anders verhält es sich in den südeuropäischen Ländern, wo man eher geneigt ist, den psychodynamischen Aspekt im Vordergrund zu sehen. Als Beleg für die psychische Verursachung wird die Beobachtung angeführt, dass sich Mütter hyperaktiver Kinder ihren Säuglingen und Kleinkindern gegenüber weniger liebevoll verhielten als andere Mütter und dadurch das Kind dazu brächten, mit vermehrter Unruhe zu reagieren. Dabei wird aber verkannt, dass die zeitweise andere Einstellung der Mutter auf ihr Kind Ausdruck ihrer eigenen Betroffenheit von dieser Störung und Zeichen einer bereits bestehenden Überlastung durch das unkooperative Verhalten des Säuglings ist. Außer Frage steht andererseits, dass bei der Entwicklung eines Kindes mit ADHS psychologische Aspekte eine wesentliche Rolle spielen. Die automatisch spätestens in der Schulzeit erfolgenden Frustrationserlebnisse führen oft zu einer Zunahme von aggressivem Verhalten und Unruhe, so daß ein regelrechter Teufelskreis in Bewegung gesetzt wird, der das Kind immer mehr zum Außenseiter werden läßt. Dies hat aber mit der eigentlichen Ursache der Unruhe nichts mehr zu tun, man kann es als Folgeerscheinungen der Störung ansehen, die mit zunehmendem Lebensalter immer wichtiger werden.

Hinsichtlich der organischen Faktoren, die die ADHS bedingen, herrscht trotz intensiver Forschung noch keine endgültige Klarheit. Sicherlich ist es so, dass diese Diagnose noch einen Sammeltopf darstellt, in dem von der Ursache her verschiedene Störungen zusammengefaßt werden.

Es gibt einige Allergiker, die unruhiges Verhalten aufweisen, das sich durch Behandlung der Allergie bessert. Der Umkehrschluß, dass die ADHS somit eine Allergie - insbesondere wurden Nahrungsmittelzusätze, Phosphat, Zucker und Milcheiweiß verdächtigt - darstellt, ließ sich aber nicht aufrecht erhalten. Bei weniger schweren Fällen mit ADHS wurden zwar gewisse Besserungen des subjektiven Befindens unter einer Diät mit massiver Reduzierung von möglicherweise allergie-verursachenden Stoffen gesehen, aber keine Besserung der testpsychologischen Befunde; hinzu kommt, dass eine solche Diät sehr zeit- und kostenaufwendig ist und auf Dauer erheblich in das Leben der Kinder und Eltern eingreift. Bezüglich der subjektiven Besserung ist durchaus auch an einen Placeboeffekt zu denken (siehe hierzu Kapitel 10). Nach der neueren wissenschaftlichen Literatur zu diesem Thema gibt es bislang keine ausreichend fundierten Hinweise auf eine allergische Verursachung der ADHS.

Ähnliche Störungen wie bei ADHS kennt man auch bei Kindern mit Infektionen, die das zentrale Nervensystem betreffen, wie etwa Keuchhusten, bei Vergiftungen und bei Kindern mit nachgewiesenen Hirnschäden. Diese Parallelen veranlaßten in den 50er und 60er Jahren zur Annahme einer sogenannten „minimalen cerebralen Dysfunktion (MCD)", also einer leicht gestörten Hirnfunktion, erworben durch Schäden während der Schwangerschaft oder unter der Geburt, als entscheidender Ursache der ADHS. In der Schweiz bekommen Kinder mit ADHS dementsprechend immer noch die Diagnose POS (psychoorganisches Syndrom) und werden entsprechend den Schweizer Gesetzen großzügig vom Staat in der Behandlung gefördert. Tatsächlich wird bei Kindern mit hyperaktivem Verhalten eine größere Häufigkeit von Komplikationen um die Geburt herum beobachtet, die im Einzelfall möglicherweise ein zusätzlicher Faktor bei der Entstehung der ADHS sein könnten. Die Gründe für solche Schäden können vielfältig sein: mangelnde Sauerstoffversorgung, Virusentzündungen, bakterielle Entzündungen, Medikamente, Giftstoffe; eventuell führt auch die Hyperaktivität des ungeborenen Kindes (und möglicherweise auch der häufig gleichfalls von der Störung betroffenen Mutter) zu einer erhöhten Frühgeburtsrate. Die von manchen Autoren vertretene Ansicht, Zigarettenrauchen der Mütter in der Schwangerschaft - hier wurde statistisch eine Häufung gefunden - könnte die ADHS beim Kind verursacht haben, ist sehr in Frage zu stellen. Es erscheint mir vielmehr so, dass nur die stark betroffenen Mütter auch in der Schwangerschaft das Rauchen nicht aufgeben können, weil sie durch Nikotin, das in der Wirkung den Stimulanzien ähnlich ist, eine Linderung ihrer inneren Unruhe verspüren, d. h. eine genetische Veranlagung wird weitergegeben; selbstverständlich sollte der schädigende Einfluss durch Nikotin auf die Entwicklung des ungeborenen Kindes vermieden werden. Generell muß eine klare Abgrenzung zwischen den Symptomen einer psychomotorischen Unruhe bei eindeutig belegten Hirnschäden und der ADHS erfolgen. Beim ganz überwiegenden Teil der Kinder mit ADHS lassen sich keine krankhaften neurologischen Befunde erheben. Gegen die Annahme einer minimalen zerebralen Hirnschädigung als Ursache der ADHS spricht im übrigen, dass die bisherigen Untersuchungen eindeutig an Erbfaktoren denken lassen. Dann aber dürften äußere Einflüsse auf das Gehirn nicht die entscheidende Rolle spielen. Wesentlich sind hier die Studien an Zwillingen, die belegen, dass eineiige Zwillinge im Gegensatz zu zweieiigen praktisch immer beide von dem Leiden betroffen sind. Die Eltern von Kindern mit ADHS berichten viel häufiger von entsprechenden Störungen in ihrer eigenen Kindheit als die Eltern von unauffälligen Kindern. Vor diesem Hintergrund ist es nun interessant zu sehen, dass die moderne Wissenschaft Auffälligkeiten in bestimmten Hirnregionen nachweisen kann, die speziell bei Patienten mit ADHS auftreten. Durch neue Untersuchungsmethoden (rCBF = regional cerebral blood flow = regionale Hirndurchblutung; SPECT = Single-Photon-Emissions-Computertomographie; PET = Positron-Emissions-Tomographie; fNMR = funktionelle Kernspintomographie) ist es möglich geworden, mit Hilfe radioaktiv markierter Substanzen sowohl die Durchblutung als auch den Stoffwechsel in den einzelnen Hirnregionen zu erfassen; es handelt sich hierbei um sehr aufwendige Verfahren, die bisher ausschließlich bei wissenschaftlichen Studien angewendet werden. Tatsächlich ergaben rCBF-, SPECT- und PET-Studien, dass in vorderen und tiefen Hirnanteilen eine verminderte Durchblutung sowie ein verminderter Zuckerumsatz vorliegen. Umgekehrt werden hintere Hirnanteile vermehrt durchblutet; hier liegt die Sehrinde - vielleicht erklärt dieser Befund, warum Kinder mit ADHS durch optische Reize so leicht ablenkbar sind. Messungen nach Gabe von Methylphenidat zeigten, daß die vorher verminderte Durchblutung in den vorderen Hirnbereichen sich normalisierte. Da Medikamente wie Methylphenidat (Ritalin® und Medikinet®) ihre Wirkung über chemische Überträgerstoffe - „Neurotransmitter" - im Hirn entfalten, wurden in den letzten beiden Jahrzehnten viele Untersuchungen zur möglichen Wirkungsweise bestimmter Transmittersysteme auf Ausbildung und Ausprägung der ADHS durchgeführt; man untersuchte speziell Überträgerstoffe, deren Beeinflussung durch Substanzen wie Methylphenidat bekannt ist. Hierbei ist besonders das Dopamin interessant, dass speziell im Frontallappen und im Streifenkörper anzutreffen ist, also genau in den Hirnanteilen, in denen Veränderungen der Durchblutung beschrieben wurden. Ein weiteres Indiz dafür, dass Störungen im Dopamin-System eine Schlüsselrolle bei ADHS spielen, sind molekulargenetische Befunde, wonach bei Betroffenen Auffälligkeiten beim Dopamintransporter-Gen und bei Dopaminrezeptor-Genen gefunden wurden. Neueste Untersuchungen mit PET und SPECT legen den Schluß nahe, dass bei der ADHS ein Dopamin-Mangel besteht. In zwei SPECT-Untersuchungen fanden sich erhöhte Werte für die Dopamin-Transporter im Streifenkörper bei Patienten mit ADHS im Vergleich zu Normalpersonen, zusätzlich konnten wir nachweisen, wie diese erhöhten Dopamin-Transporter durch Methylphenidat reduziert werden (Abb. 9.1). Wir sind zwar noch nicht so weit, dass eine derartige spezielle SPECT-Untersuchung routinemäßig zur Sicherung der Diagnose einer ADHS eingesetzt werden kann, die ersten Resultate sind aber sehr vielversprechend. Vor allem sind diese Ergebnisse eine ganz wichtige Argumentationshilfe, wenn es darum geht, die organische Basis der Störung zu betonen - es handelt sich eben nicht um einen „Erziehungsfehler". Darüber hinaus haben wir jetzt erstmals den Beweis in der Hand, dass die medikamentöse Behandlung mit Stimulanzien ein gestörtes Neurotransmitter- System normalisieren kann - wir haben es also nicht mit „chemischen Keulen" zu tun, die den normalen Hirnstoffwechsel zerschlagen, sondern mit Substanzen, die eine nachweislich gestörte Funktion korrigieren. Es wird sicher sehr spannend sein, in den nächsten Jahren die sich überschlagende Entwicklung auf molekulargenetischem Gebiet zu verfolgen; in nicht allzu ferner Zeit wird dann wohl die genetische Basis der ADHS exakt entschlüsselt sein, was ganz neue Voraussetzungen für eine rationale Diagnostik und Therapie bedeuten würde.

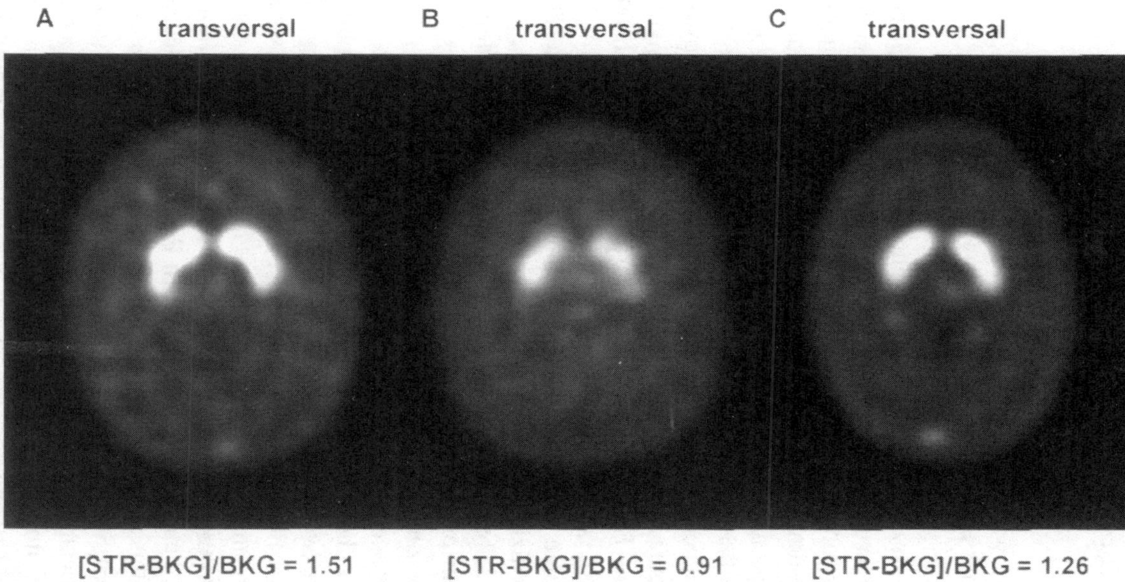

Abbildung 9.1: Darstellung der Dopamintransporter mittels SPECT bei einer Patientin mit ADHS vor Beginn einer Behandlung (A) und nach Einnahme von 3x2,5 mg Methylphenidat (B) im Vergleich zu einer gleichaltrigen Normalperson (C)

10 Welche Behandlungsmöglichkeiten gibt es?

Allgemeines zu Therapieeffekten

Bevor die einzelnen Behandlungsmöglichkeiten aufgezeigt und in ihrer Wirkung besprochen werden, erscheint es notwendig, auf ein Phänomen einzugehen, das sich *Placeboeffekt* nennt. Dieser Ausdruck ist vielen medizinischen Laien unbekannt; sie können deshalb eine oft sehr erbittert geführte Diskussion nicht verstehen, bei der es heißt: „eine Wirksamkeit konnte in wissenschaftlichen Studien nicht nachgewiesen werden", obwohl sie doch gerade von jemand glaubhaft von der Wirkung einer bestimmten Therapie unterrichtet worden sind. Dieser Effekt wird häufig, ohne besondere Erwähnung, von Kritikern der Schulmedizin benutzt, um Menschen zu zeigen, dass die etablierte Medizin Außenseitermethoden ohne Grund disqualifiziert. Sie selbst preisen dann pseudowissenschaftliche Methoden an, um oft viel Geld mit der Not der Menschen zu verdienen, die zunächst an sie glauben.

Beim Placeboeffekt handelt sich um ein Geschehen im Körper, bei dem bestimmte nachweisbare Substanzen (Endorphine) freigesetzt werden, die tatsächlich eine Veränderung des Befindens bewirken, obwohl in einer Tablette beispielsweise nur Lebensmittelstärke enthalten war. Schon die Erwartung, dass nun etwas gegen eine gesundheitliche Störung unternommen wird, kann im Organismus einen Prozess in Gang setzen, der zum Beispiel auch Schmerzphänomene bessert. In wissenschaftlichen Studien konnte belegt werden, dass bei etwa 30% aller Schmerzpatienten eine Besserung auf dieser Basis erzielt wird, die ungefähr vier Wochen anhält und durch ein Gegenmittel zu den oben erwähnten Substanzen sogar aufgehoben werden kann. Da bei der ADHS neben der medikamentösen Therapie viele andere Methoden ausprobiert worden sind, die wie zum Beispiel bei einer strengen Diät die Einbeziehung der Familie erfordern, kommt es im Zusammenhang mit der Wahl der Therapie auch zu einer Diskussion über die Erkrankung und die Belastung der Angehörigen durch den Betroffenen. Schon ein solches Gespräch ändert etwas im Tagesablauf, manchmal genügt es, wenn Geschwister lernen, dass die Unbeherrschtheit kein Ausdruck von bösem Willen, sondern ein „Nicht-an-sich-halten-können" ist. Wenn also auch in diesem Buch davon die Rede sein wird, dass die Wissenschaftler keine Wirkung nachweisen konnten, heißt das, dass mit immer wiederholbaren, standardisierten Methoden nicht der in Einzelfällen glaubhafte Effekt gefunden werden konnte. Dies ist gerade bei schwer Betroffenen ein wichtiger Grund, die bei vielen Behandelten bewährten Therapien zu bevorzugen und nicht allzu lange in der Hoffnung zu experimentieren, dass eine nur bei Wenigen wirksame nichtmedikamentöse Außenseitermethode zum gewünschten Erfolg verhilft.

Spezifische Behandlungsmöglichkeiten

Zunächst kann man vier deutlich unterscheidbare Bereiche in der Therapie der ADHS aufzeigen, die nicht unbedingt voneinander getrennt angewendet werden müssen, sondern durchaus miteinander ein Therapiekonzept bilden können.

Den Anfang bilden die *nichtmedikamentösen Ansätze,* die vor allem bei vielen auf natürliche Ernährung eingestellten Eltern großen Anklang finden. So haben sich in den vergangenen zwei Jahrzehnten immer wieder neue Theorien entwickeln können, wonach scheinbar die Ursache der Erkrankung erkannt worden war. In Zusammenhang mit diesen Vorstellungen wurden auch jeweils Konzepte für eine Therapie angeboten. Viele

Möglichkeiten, gerade im Hinblick auf Diäten, scheinen den Eltern ungefährlicher zu sein als eine medikamentöse Behandlung und erfreuen sich deshalb großer Beliebtheit. Es darf hierbei jedoch nicht übersehen werden, daß auch eine Diät für einen im Wachstum befindlichen Organismus einen Eingriff bedeutet und damit auch in diesem Bereich stets eine sorgfältige ärztliche Überwachung der Therapie gewährleistet sein muß, weil sonst eine Entgleisung des Stoffwechsels nicht rechtzeitig erkannt werden kann.

Behandlung mit Diät

Der Allergologe B. Feingold glaubte Mitte der 70er Jahre in den *Salizylat*-Zusätzen, die zur Haltbarmachung und Aromatisierung von Nahrungsmitteln eingesetzt werden, die Ursache für die Hyperaktivität gefunden zu haben und veröffentlichte gemeinsam mit S. Feingold das Diätbuch „The Feingold cookbook for hyperactive children". Schon 1982 wurde bei einer Expertenkonferenz beschlossen, dass aufgrund fehlender Beweise der Wirksamkeit dieser Diät - nur in Einzelfällen konnten spezifische Veränderungen unter Belastung gefunden werden - keine generelle Empfehlung zur Behandlung der ADHS ausgesprochen werden konnte. Es ist sicher kein Fehler, wenn Eltern immer darauf achten, dass die Nahrung nicht durch zu viele künstliche Substanzen verändert ist, dem kindlichen Organismus also auf diese Weise unnötige Belastungen erspart werden.

Die nächste große Hoffnungswelle in Bezug auf eine Therapie ohne Medikamente löste die Apothekerin H. Hafer aus, die glaubte, die dem Körper von außen zugeführten *Phosphate* seien Auslöser des hyperaktiven Verhaltens. Bis heute gibt es keine wissenschaftliche Bestätigung der Theorie einer Phosphatvergiftung, was bei fundierter Kenntnis der körpereigenen hormonellen Regelmechanismen auch nicht zu erwarten ist. Die normale tägliche Phosphatzufuhr liegt zwischen 600 und 1200 Milligramm, nach der Theorie von Frau Hafer genügen bereits 30 Milligramm, um hyperkinetisches Verhalten zu provozieren. Die Steuerung des Körpers gleicht den täglich schwankenden mit der Nahrung aufgenommenen Anteil an Phosphat aus, indem schon in den Knochen als Kalziumphosphat vorhandenes Phosphat da bereitgestellt wird, wo es benötigt wird. Bei einer Studie in Mannheim fand man selbst bei Kindern, die eine Veränderung des Verhaltens bei Phosphatbelastung zeigten, keinen Unterschied der Konzentration von Phosphat im Blut im Vergleich zu Kindern, die nicht reagierten. Die sogenannte phosphatreduzierte Kost kann einen schweren Kalziummangel mitbedingen, der im schlimmsten Fall die Knochen so schädigt, dass es z.B. nach Knochenbrüchen, die ja im Kindesalter nicht so selten sind, anschließend nicht zur Knochenneubildung und damit auch nicht zur Heilung kommt. Eine in Deutschland sehr verbreitete Elterninitiative hatte früher den Namen Phosphat-Liga, um damit anzuzeigen, dass sie eindeutig diese Behandlungsmöglichkeit bevorzugt. Nachdem sich jedoch gezeigt hat, dass unter Phosphatbelastung zwar Veränderungen im Verhalten der Kinder auftreten können, dass jedoch beispielsweise bei manchen Betroffenen sogar eine Verbesserung der Hyperaktivität und nur bei einigen Kindern eine Verschlechterung eingetreten ist und dass sich aus diesen Ergebnissen keine generelle Therapieempfehlung ableiten läßt, hat sich diese Gruppierung umbenannt; sie heißt heute „Arbeitskreis überaktives Kind".

1979 beschrieb Cook einen Zusammenhang zwischen Steigerung der Hyperaktivität sowie Aggressivität und der *Zucker*belastung, Provokationsversuche anderer Wissenschaftler konnten diese Auffassung jedoch so nicht bestätigen; Wender fand 1991 zwar eine Abnahme der Aufmerksamkeitsleistung, jedoch keine Veränderung des hyperaktiven Verhaltens und der Aggressivität. Übereinstimmend wird davon berichtet, dass hyperkinetische Kinder ein geradezu suchtähnliches Verhalten in Bezug auf Süßigkeiten haben, dass sie ungeheure Mengen Kohlehydrate verspeisen wollen, um sich wohl zu fühlen. Dieser von den Betroffenen beschriebene Effekt kann mit der Wirkung auf das Serotonin zusammenhängen, das ein wichtiger Botenstoff im Hirnstoffwechsel ist und dessen Erhöhung oder Erniedrigung auf das seelische Befinden des Menschen einwirkt. Serotonin hat weitere wichtige Funktionen; noch ist es in seiner ganzen Wirkungsvielfalt nicht vollkommen erforscht, man weiß jedoch, dass es bei der Entstehung von Migräne und Depression ebenfalls eine große Rolle spielt. Auch bei der Auslösung von anderen Reaktionen des Körpers auf bestimmte Substanzen, wie beispielsweise der Allergie, spielen die Katecholamine - Serotonin gehört dazu - eine wichtige Rolle.

Damit kommen wir nun zu einem weiteren Therapieansatz, der sich aus der diätetischen Therapie der kindlichen Migräne entwickelt hat: der *oligoantigenen Diät*. Egger und Mitarbeiter haben eine Diät entwickelt, bei der die Nahrungsmittel weggelassen werden, von denen bekannt ist, dass sie häufiger Allergien auslösen. Bei einer Untersuchung in Mannheim wurde die gleiche Diät bei hyperaktiven Kindern gegeben; die Ergebnisse unterschieden sich jedoch in ihrer Aussage dahingehend, daß die von Egger gesehene Verbesserung der Symptomatik bei 60-70% der Kinder in Mannheim nur bei 10% der Kinder gesehen wurde. Wenn Kinder neben ihrer Hyperaktivität auch Symptome einer Allergie aufweisen, ist es sicher sinnvoll, eine solche Testung und gegebenenfalls den Versuch einer Desensibilisierung - das heißt, das gefundene Allergen (auslösende Substanz) wird in ansteigender Dosierung dem Körper zugeführt, um eine Gewöhnung zu erreichen - vornehmen zu lassen. Es muss jedoch eine eindeutige Besserung der Symptome eingetreten sein, die auch von nicht zur Familie gehörenden Personen, beispielsweise den Lehrern, beobachtet worden ist, wenn eine solche das Leben des Kindes stark einschränkende Diät auf längere Zeit eingehalten werden soll.

Nicht selten wird ein solcher Therapieansatz mit einer Ideologie verbunden, beispielsweise mit einer Überschätzung des Wertes natürlicher Kost, und es kommt schließlich nicht mehr so sehr auf das Wohlbefinden des Kindes als auf das gute Gewissen der Eltern, insbesondere der Mütter, an, die in vielen Familien sowieso als Urheber des „schlechten" Verhaltens des Nachwuchses angesehen werden. Da die Zubereitung der Diät viel Einsatz erfordert, kann auf diese Weise auch ein Teil des Schuldgefühls abgearbeitet werden. Eine solche Entlastung kann zu einer massiven Verleugnung des tatsächlichen Befindens des Kindes führen. Diese Fehleinschätzung ist dann Ursache eines Missverständnisses zwischen Eltern und Kindern, weil sich bei den Eltern das Gefühl einstellt, die angebotene Hilfe werde vom Kind nicht akzeptiert, während das betroffene Kind auch unter Aufbietung aller seiner Kräfte die erforderlichen Leistungen nicht erbringen kann. Gelegentlich sind solche Familien in Fernsehdiskussionen zum Thema Hyperaktivität zu sehen, die betroffenen Kinder sitzen dann neben ihren tüchtigen Müttern; inwiefern die Jungen und Mädchen von dieser Form der Behandlung wirklich profitieren, wird dabei meist nicht deutlich.

Psychotherapeutische Maßnahmen

Einige Kinderpsychotherapeuten sehen die Ursache der Hyperaktivität in einer pschodynamisch erklärbaren Beziehungsstörung zwischen Mutter und Kind (s. Kap.9) und führen deshalb nur eine psychoanalytische Behandlung der Kinder durch, häufig wird eine medikamentöse Behandlung abgelehnt. Diese Theorien ignorieren jedoch die heute schon bekannten Ergebnisse der biologischen Ursachenforschung und dürften nur bei leichten Störungen zu einer Besserung führen.

Mehr Erfolg auch im Hinblick auf die spätere Lebensbewältigung verspricht dagegen eine Stärkung des Selbstbewusstseins durch Verhaltenstherapie im Sinne eines erfolgreichen Selbstmanagements, das den Kindern ermöglicht, sich in schwierigen Situationen zu strukturieren, das heißt, sich an Verhaltensanweisungen erinnern zu können, die dem Kind eine Kontrolle seiner Gefühle erlauben.

Die Unterstützung in Form von Elterntraining setzt genau da an, wo die Ratlosigkeit der Eltern auch für das Kind zu einer Belastung wird. Die Dipl.-Heilpädagogin und Psychologin Cordula Neuhaus hat schon vor vielen Jahren ein Programm entwickelt, das die Eltern befähigen soll, sich der Problematik, ein von der ADHS betroffenes Kind zu erziehen, zu stellen.

Eine wichtige Aufgabe erfüllen in dieser Hinsicht auch Elterninitiativen, wo sich die Entlastung von Schuldgefühlen oft schnell einstellen kann, weil die Erkenntnis, dass die Kinder vollkommen verschiedener Eltern trotzdem ähnliche Probleme haben, die Einsicht fördert, dass die Schwierigkeiten nicht durch die Erziehung verursacht sind. Auch hier gilt wie bei den bisher besprochenen Therapien, dass eine solche Gruppe nicht dazu missbraucht werden darf, Ideologien zu verkaufen. Durch die Zusammenkunft der Eltern sollte keine neue „Religionsgemeinschaft" entstehen, sondern jedes Mitglied muß gemäß seiner weltanschaulichen Einstellung Hilfe finden. Die Erfahrung aus unserer Gruppe zeigt aber auch, dass Erwartungen der Art bestehen, dass Eltern in eine solche Veranstaltung kommen, um Patentrezepte zu erhalten. Sie sind dann geradezu enttäuscht, wenn sie keine vorgefertigte Gebrauchsanweisung für eine Therapie erhalten, sondern erfahren müssen, dass die letzte Entscheidung über den weiteren Weg nur bei ihnen und dem behandelnden Arzt liegen kann.

In seltenen Fällen bedarf es einer heilpädagogischen Heimerziehung, weil die betreuenden Personen mit der Führung des Kindes überfordert sind. Leider kommt es auch noch vor, dass schwererziehbare Kinder von den Jugendämtern, die die Hauptverantwortung bei der weiteren Versorgung tragen, nur pädagogischen Fachkräften vorgestellt werden, weil davon ausgegangen wird, dass es sich um eine mangelhafte Erziehung handelt. Einer nicht unerheblichen Zahl dieser Fachleute ist diese Störung als medizinisch definierte Erkrankung aber noch unzureichend bekannt, so dass die richtige Diagnose nicht gestellt und damit auch eine gezielte medikamentöse Behandlung nicht eingeleitet werden kann; das wäre so, als wenn man einem Zuckerkranken seine Medikamente vorenthält, weil man die Ursache dieser Störung nicht kennt, aber irgendwie das Gefühl hat, dass die Leiden des Patienten etwas mit dem Essen zu tun haben könnten. Pädagogen wenden häufig ein, dass sie die ADHS sehr wohl kennen; dabei übersehen sie aber, dass sie möglicherweise nur eine pädagogische Sichtweise der Behandlungsmöglichkeiten haben und damit die notwendige medizinische Diagnostik und Behandlung verhindern.

Motorische Übungsbehandlung

Viele der betroffenen Kinder sind in ihrer motorischen Entwicklung benachteiligt ; beim Ausschneiden oder Ausmalen im Kindergarten fällt dies häufiger auf, der Gang ist oft tapsig. Die Behandlung erfolgt durch Ergo-und Mototherapeut/Innen, die spezielle Kenntnisse des Krankheitsbildes haben müssen und wissen, dass diese Behandlungsform nur als eine Maßnahme im Rahmen eines vielfältigen Behandlungsansatzes zu sehen ist. Das Kind muss lernen, Strategien zu entwickeln, um mit der Fehlverarbeitung von Außenreizen besser umgehen zu können. In Europa gibt es mehrere Ausbildungsstellen, S. Everling aus Luxemburg hat die Anforderungen an Ausbildung, Diagnostik und Therapie sehr eindrucksvoll in einem Vortrag in Bad Boll 1999 dargestellt (s. Bücherliste). Leider gibt es heute in Deutschland wieder Ergotherapeuten, die die Konzentrationsstörung als Ausdruck einer Sehstörung auffassen und in Zusammenarbeit mit Optikern eine Winkelfehlsichtigkeit - eine Diagnose, die in der Augenheilkunde nicht anerkannt ist - durch eine Brillenkorrektur behandeln lassen.

Neben diesen auf einer wissenschaftlichen Ausbildung beruhenden Therapieformen gibt es eine Reihe anderer Behandlungsansätze, die von einer Vielzahl von „Therapeuten" angeboten wird. Die Edukinesiologie ist eine bunte Mischung vieler gedanklicher Ansätze, die einer wissenschaftlichen Betrachtung jedoch nicht standhalten. Leider wird das Konzept wegen der vermeintlich einfach zu erreichenden Verbesserungen von Lernstörungen bei Kindern gern von Eltern und Lehrern aufgegriffen und hat somit eine weite Verbreitung gefunden. In Bayern müssen inzwischen nach einer Untersuchung des Schulpädagogischen Instituts München 1997 (Arbeitsbericht 290) Lehrer auf die Anwendung im Unterricht verzichten: „Einem Lehrer hingegen steht eine derart weitreichende (therapeutische) Einflussnahme nicht zu - schon wegen der in der Schule gegebenen Machtverhältnisse". Die Stiftung Warentest, die sicher in keiner Weise der Schulmedizin verpflichtet ist, hat diese Therapie als „Salontrick" eingestuft.

Bei Teilleistungsstörungen (siehe Kapitel 3) muss eine langfristige gezielte Behandlung erfolgen, die üblicherweise von spezialisierten Psychologen durchgeführt wird, die zuerst eine störungsspezifische Diagnostik vornehmen. Bei einigen „Lernprogrammen" wird auf diese sorgfältige Diagnostik verzichtet, so können dem Laien gute Behandlungserfolge vorgegaukelt werden. Da nicht geklärt wird, ob es sich um eine Lese-Rechtschreibstörung im engeren Sinne handelt, handelt es sich wohl häufig eher um ein Übungsprogramm, das Eltern und Kindern ein gemeinsames Arbeiten erleichtert. Auch hier verkaufen sich die Edukinesiologen als speziell ausgebildete Diplomlernberater und versprechen schnelle Hilfe beispielsweise bei der Überwindung einer Lese- und Rechtschreibschwäche. Es wird dabei eine Störung des Zusammenspiels der Augenbewegungen und der Informationsaufnahme angenommen (Originalton: „Blickrichtungsstress erzeugt potentielle Blindheit" oder „Kinder, die nicht visualisieren können, (d.h. sich gedanklich nicht ein Wort vorstellen können), schauen nach unten statt nach oben. Wissen ist mit Blick nach oben zu erlangen, Nichtwissen ist durch Blick in eine Zone unterhalb des Nabels bedingt.") Es handelt sich zwar um eine Wahrnehmungsstörung, die auf einer Fehlverarbeitung von Informationen im Gehirn beruht, aber eine genaue Zuordnung ist heute nicht möglich. Nach Ansicht der Kinesiologen ist die Informationsverarbeitung durch Blockierung an der Mittellinie und den Blick nach unten gestört; ihrer Ansicht nach muss ein Kind mit einer Lese- und Rechtschreibstörung nur nach oben schauen und lernen, die Augen von einer Seite des Gesichtsfeldrandes zur ande-

Tabelle 10.1: Aussenseitermethoden, deren Wirksamkeit wissenschaftlich nicht belegt ist

Algen
Bachblüten
Bioresonanz
Blicktherapie
Brain-Boy
Edukinesiologie
Hochdosistherapie zur „Ausheilung"
Horchtherapie nach Tomatis
KISS (Kopfgelenk-induzierte Symmetrie-Störung)
Lateralisationstraining nach Fred Warnke
Pilzbehandlung zur Darmsanierung
Winkelfehlsichtigkeit
VUP (Video-unterstützte Präzisionseinstellung)

ren bewegen, dann kann es in fünf Stunden Therapie seine Störung überwunden haben. Diese unrealistische Aussicht läßt viele Eltern neue Hoffnung schöpfen und erleichtert sie um nicht unerhebliche Geldsummen.

Außer der erwähnten Edukinesiologie gibt es weitere sogenannte Behandlungsverfahren wie beispielsweise die Bioresonanz, die umfassenden Erfolg bei allen Symptomen versprechen; die Erfahrung zeigt jedoch, dass gerade Wunderversprechungen zu den größten Enttäuschungen führen, was weder den Kindern noch den Eltern, die schon viel Leid erfahren haben, zuzumuten ist. Eine Übersicht wissenschaftlich nicht belegter Therapieformen enthält Tabelle 10.1.

Medikamentöse Behandlung

Zum Schluss dieses Kapitels kommt nun die medikamentöse Therapie an die Reihe, weil sie allen, die sich mit dieser Erkrankung beschäftigen, besonders im Gedächtnis bleiben soll. Seit über 50 Jahren werden Kinder vor allem in den USA mit Stimulanzien behandelt, die das Gehirn anregen. Bei Nichtbetroffenen erzeugt die Substanz eine Überwachheit. Anders verhält es sich dagegen bei den von dieser Hirnstoffwechselstörung Betroffenen; sie leiden ja nach neueren Erkenntnissen der Wissenschaft an einer Untererregung bestimmter Hirnanteile, die mit der Gabe dieser Stoffe ausgeglichen werden kann. Es wird immer wieder behauptet, die Kinder würden von den Ärzten mit Psychopharmaka, das heißt mit Mitteln, die vor allem auf die Psyche des Menschen einwirken, ruhiggestellt, um nicht mehr als lästig empfunden zu werden. Dieser Vorwurf ist Ausdruck eines uninformierten pseudowissenschaftlichen gegen bewährte Methoden gerichteten Zeitgeistes; dies ist möglicherweise eine Folge der 68er Revolution, wo Bewährtes verteufelt wurde. Erhebungen haben gezeigt, dass mit steigendem Bildungsgrad der Eltern die Akzeptanz einer medikamentösen Behandlung - „chemische Keule" - fällt, was sicher in Zusammenhang mit der früher geübten Praxis häufiger Verordnungen von Beruhigungsmitteln zu sehen ist. Es ist sehr bedauerlich, dass somit gerade gut begabte Kinder wegen eines solchen Vorurteils der Eltern von einer rechtzeitigen medikamentösen Behandlung ausgeschlossen bleiben und erst bei nicht mehr zu bewältigenden Problemen im Rahmen der Pubertät einem Arzt vorgestellt werden. Wenn die Kinder selbst altersentsprechend Medikamenten gegenüber negativ eingestellt sind, erfahren sie erst von der Möglichkeit einer solchen Behandlung, die sie dann aber nicht mehr akzeptieren.

Ganz im Gegenteil zu dem erwähnten Vorwurf werden die Kinder nicht medikamentös ruhig gestellt, sondern durch eine Normalisierung des Gehirnstoffwechsels wacher gemacht, was wiederum zur Folge hat, dass sie sich nicht mehr selbst anregen müssen, um wach zu sein. Sie wirken deshalb nach der Einnahme der Medikamente entspannt und können sich auf ihre Umgebung einstellen, können an Spielen und am Schulunterricht teilnehmen, ohne ständig durch „sinnlose" Aktivitäten sich selbst ihre Wachheit garantieren zu müssen. Verschiedene Substanzen haben ähnliche Effekte, weil sie wahrscheinlich alle letztlich auf die beschriebene Stoffwechselstörung einwirken.

Die Stimulanzien sind die oben erwähnten anregenden Substanzen. Das am häufigsten eingesetzte Mittel in Tablettenform ist Methylphenidat mit den Handelsnahmen Ritalin® und Medikinet®, außerdem wird der Wirkstoff Amphetamin als Saft oder in Kapseln gegeben. Die ebenfalls ähnlich wirkende Substanz Pemolin (Tradon®) findet als Tablette Anwendung und unterliegt nicht den Bestimmungen des Betäubungsmittelgesetzes, sie kann in ihren positiven Auswirkungen auf die Symptomatik erst nach einer Anwendungszeit von ungefähr zwei Wochen beurteilt werden. Pemolin darf nur noch von Kinder- und Jugendpsychiatern verordnet werden, wenn zuvor

Tabelle 10.2: Medikamente, die zur Behandlung der ADHS und ihrer Begleitstörungen eingesetzt werden können

Substanzgruppe	Chemische Bezeichnung	Handelsname
Stimulanzien	Methylphenidat	Ritalin®, Medikinet®
	Dextroamphetamin	D-L-Amphetamin-Saft, D-L-Amphetamin-Kapseln
	Pemolin	Tradon®
trizyklische Antidepressiva	Imipramin	Tofranil®
	Amitriptylin	z.B. Saroten®
atypische Antidepressiva	Venlafaxin	Trevilor®
selektive Serotonin-Reuptake-Hemmer	Sertralin	Gladem®, Zoloft®

eine Behandlung sowohl mit Methylphenidat als auch mit Amphetamin erfolglos geblieben ist und andere Behandlungsmaßnahmen nicht ausreichen. Der Behandlungserfolg muss drei Wochen nach abgeschlossener Dosis-Titration beurteilt werden, bei unzureichender Wirkung muss der Behandlungsversuch beendet werden. Behandelt werden dürfen nur lebergesunde Patienten mit normalen Leberfunktionswerten. Nicht erlaubt ist die Kombination mit anderen Stimulanzien oder tri- und tetrazyklischen Antidepressiva. Bei Muskelerkrankungen darf Pemolin nicht verordnet werden. Unter der Behandlung mit Pemolin sind in 2-wöchentlichen Abständen Leberfunktionswerte zu kontrollieren. Wenn klinisch bedeutsame erhöhte Leberenzymaktivitäten auftreten (spätestens bei Erhöhung der Werte auf das doppelte des oberen Normalwertes) oder wenn andere Symptome einer Leberfunktionsstörung beobachtet werden, muss die

Behandlung mit Pemolin abgebrochen werden. Die Patienten müssen umfassend und verständlich auf die möglichen Frühsymptome einer Leberschädigung hingewiesen werden.

Weiterhin ist bekannt, dass auch andere Medikamente, die zur Behandlung von Gemütserkrankungen eingesetzt werden, sich bei der Behandlung der ADHS bewährt haben. Dies sind selten Neuroleptika, die beispielsweise bei der Schizophreniebehandlung verwendet werden, und häufiger Antidepressiva, die gegen Depressionen wirken. Sie zeigen bei den Betroffenen positive Auswirkungen auf eine begleitende Depression und verstärken die Wirkung der Stimulanzien.

Bei richtiger Diagnosestellung haben die Stimulanzien die beste Wirkung bei ungefähr zwei Dritteln aller betroffenen Personen. Der bei Gabe von Methylphenidat (Ritalin® und Medikinet®) meist schlagartig einsetzende Effekt nicht nur auf Unruhe und Konzentrationsmangel, sondern auch auf die motorische Geschicklichkeit wird aus Abbildung 10.1 ersichtlich. Wegen der möglichen Gefahr des seltenen Mißbrauchs wird Methylphenidat von vielen Ärzten nicht so gern verordnet. Dazu ist jedoch anzumerken, dass eine eventuelle Suchtgefahr nur bei nicht Betroffenen gegeben ist; es ist in über die ganze Welt verteilt durchgeführten Studien nie belegt worden, dass die

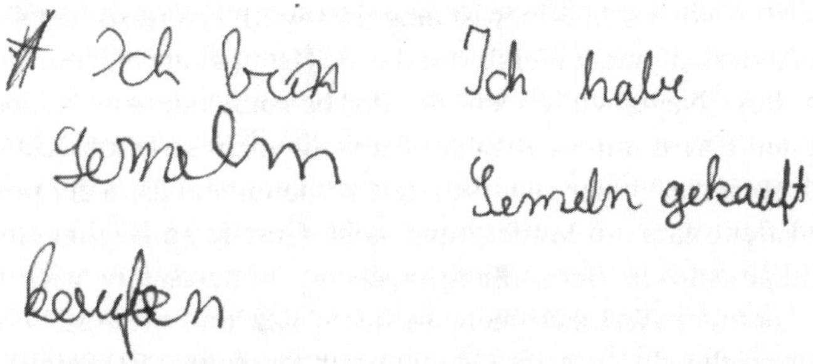

Abbildung 10.1: Schriftprobe eines hyperkinetischen Jungen mit Legasthenie vor (linke Hälfte) und eine halbe Stunde nach Einnahme von Methylphenidat (rechte Hälfte)

Einnahme von Stimulanzien später zu einer Suchtentwicklung bei Kindern mit ADHS geführt hätte. Leider ist dieses Wissen weniger verbreitet als die Angst der Ärzte, eine Suchtentwicklung mitzuverursachen. Gerade zu Beginn einer medikamentösen Behandlung kann ein für die Betroffenen und die Umgebung sehr unangenehmer Effekt auftreten, weil die Dauer der Wirkung von Methylphenidat und Amphetamin recht kurz ist. Nach ungefähr vier Stunden stellt sich die hyperkinetische Symptomatik dann manchmal in noch dramatischerer Form ein, als es vorher der Fall war. Weil am Nachmittag keine Stimulanzieneinnahme mehr erfolgen soll, um die Schlafbereitschaft nicht noch zusätzlich zu stören, können dann nur beruhigende Mittel zur Anwendung kommen, also Hausmittel in Form von Baldrian oder Hopfen oder die erwähnten vom Arzt zu verordnenden Psychopharmaka. Es klingt jetzt so, als ob man bei der medikamentösen Behandlung den Teufel mit dem Beelzebub austreiben wollte, aber es bedarf eben gelegentlich einer Eingewöhnungsphase, in der diese Schwankungen zwischen positiven Wirkungen und negativen Nebenwirkungen vorhanden sein können. Zu Beginn der Therapie kann das bedeuten, dass innerhalb eines Tages die Hoffnung auf eine entscheidende Verbesserung der Verfassung des Kindes von der Verzweiflung, dass alles noch schlimmer ist, abgelöst wird. Eltern sollten sich jedoch deshalb nicht gleich von dieser Therapie abwenden, weil sich diese Nebenwirkungen, die der behandelnde Arzt kennen und den Eltern mitteilen sollte, damit sie nicht so erschreckend sind, eben nach einer gewissen Zeit verlieren und dann der positive Effekt ganz im Vordergrund steht. Gerade zu Beginn einer medikamentösen Behandlung erscheint es besonders wichtig, daß auch der Arzt sich nicht irritieren läßt und eventuell eine vorübergehende Zusatzmedikation mit Antidepressiva in geringer Dosis verordnet, um der Familie das Durchhalten zu ermöglichen. Eine Indikation zur Kombinationsbehandlung mit Stimulanzien und Antidepressiva (s. Tab. 10.2) sollte dem

Kinder- und Jugendpsychiater vorbehalten bleiben. Ein anderer Grund, dass die Therapie nicht richtig wirkt, kann darin zu suchen sein, dass nicht genug von der entsprechenden Substanz verordnet worden ist. Gerade bei den Stimulanzien kommt es eher selten vor, dass vom Arzt bei Kindern eine zu hohe Dosis verschrieben wird, - nur einige Ärzte glauben durch hohe Dosierungen eine Heilung erzielen zu können, diese Vorstellung ist jedoch wissenschaftlich nicht belegt -, meist ist eher das Gegenteil der Fall. Die Einstellung auf eine angemessene Dosierung kann Schwierigkeiten bereiten, sie ergeben sich auch daraus, daß der Bedarf in jedem Lebensalter bei jedem Kind anders ist. Die richtige Medikamentenmenge hängt nicht nur vom Schweregrad der Störung ab, sondern auch davon, dass jeder Mensch diese Substanzen in seinem Stoffwechsel mit anderer Geschwindigkeit und Intensität verarbeitet. Es ist deshalb nicht möglich, allgemein gültige genaue Dosierungsanweisungen zu erteilen, die optimale Menge muß jeweils im Einzelfall gefunden werden, sie ergibt sich durch eine Beurteilung des Verhaltens in der Schule, im Elternhaus und in der Untersuchungssituation; eine Probe der Handschrift gibt Auskunft über die Kontrolle der Feinmotorik. Aufwendige Untersuchungen durch Blutanalysen oder durch Videoaufzeichnungen bringen keine Vorteile bei der Einstellung, die Erfahrung des behandelnden Arztes ist maßgeblich.

Dies gilt ganz besonders für die Behandlung von Erwachsenen, wo häufig entsprechend amerikanischen Empfehlungen gleich zu Beginn einer Therapie zu hohe Dosierungen in Abhängigkeit vom Körpergewicht gegeben werden; eine Verstärkung der Symptome ist als Ausdruck der Überdosierung anzusehen, die Behandlung mit Stimulanzien wird deshalb oft schon nach wenigen Tagen wegen Verschlechterung der Symptomatik abgebrochen.

Der schwerwiegendste Grund, die Langzeittherapie mit Stimulanzien zu beenden, kann ein ganz nachhaltiger Appetitmangel bei geringem Gewicht sein. Die meisten Kinder gleichen aber den tagsüber fehlenden Hunger durch vermehrtes Essen am Abend aus. Von der Familie wird dadurch viel Flexibilität gefordert, da sich die meisten Mütter danach sehnen, die Hausarbeit nach dem Abendbrot zu beenden

11 Welche Ratschläge brauchen Familien mit hyperaktiven Kindern?

Die Illusion, dass Elternschaft automatisch Kompetenz in der Kindererziehung bedeutet, hat weitreichende Folgen insofern, als Eltern für alles verantwortlich gemacht werden, was an den Kindern nicht „normgerecht" ist. In Familien mit hyperaktiven Kindern wird dieser Gesichtspunkt deshalb besonders interessant, weil die meisten Eltern auch sich selbst nicht von dieser Illusion befreien können und deshalb unter großen Schuldgefühlen leiden, wenn bei ihren Kindern der Verdacht aufkommt, dass sie nicht so gut erzogen sind.

In vielen Familien wird viel zu viel Kraft darauf verwendet, nach außen den Eindruck einer gut funktionierenden Truppe zu machen. Der Druck ist oft schon durch die nächsten Angehörigen ungeheuer groß, weil niemand sehen will, dass das Kind einfach mit den üblichen Maßstäben nicht zu messen ist.

In Familien mit betroffenen Kindern muss deshalb als erstes die Vorstellung geopfert werden, man könne durch diese oder jene Maßnahme die „Normalität" zurückgewinnen. Die heutige Werbestrategie verstärkt zusätzlich den Druck, weil sie versucht, die Einstellung zu erzeugen, man müsse nur zum richtigen Waschmittel oder zum gesunden Brotaufstrich greifen und schon kehrten Harmonie und Sonnenschein in das Familienleben ein. Viele Eltern brauchen oft Jahre, um von diesen Vorstellungen Abschied zu nehmen, aber wenn es ihnen gelingt, wird einstimmig darüber berichtet, dass sich dann auch eine Vereinfachung der Problematik erreichen läßt. Man kann seine Kräfte besser auf die Bewältigung der anstehenden Fragen konzentrieren und ist nicht ständig damit beschäftigt, Missstände - beispielsweise in der schulischen Entwicklung - zu vertuschen.

Der nächste wichtige Punkt ist, daß die Partner aufhören können, sich gegenseitig den schwarzen Peter zuzuschieben, nach dem Motto „einer muß doch schuld sein". Wenn dieser Zustand beendet ist, wird es dringend notwendig, sich darüber zu verständigen, wie die Aufgaben auf beide Partner verteilt werden können. Besonders in einer Zeit, in der die konservativen Werte in Bezug auf Rollenverhalten wieder in den Vordergrund gerückt werden, muss darauf hingewiesen werden, dass die Mütter vollkommen überfordert sind, wenn sich die Väter ganz ihrem Beruf „widmen" und sich wenig an der Lösung der Probleme zu Hause beteiligen. Dies kann der Grundstein zu vielen Missverständnissen sein, weil Väter auf diese Art nur wahrnehmen, dass ihre Kinder schreien, nerven und nicht zu lenken sind. Viele Männer entwickeln noch mehr Aktivitäten außer Haus, um diesen Belastungen zu entgehen, sie verbauen sich dadurch aber auch die Chance, die andere Seite der Kinder kennenzulernen, die viel Witz, Charme und Kreativität besitzen. Bei einer konsequenten negativen Einstellung dem Kind gegenüber kann sich eine „Solidargemeinschaft" zwischen Mutter und Kind ausbilden, die den Vater ausschließt, der dann wegen Entfremdung den Weg aus dem gemeinsamen Leben suchen wird. Es ist also erforderlich, bestimmte Zeiten festzulegen, zu denen der Vater, egal was auch immer geschieht, für die Betreuung verantwortlich ist. Er wird dann eher bereit sein, sich von der Vorstellung zu verabschieden, dass die Schwierigkeiten durch die Erziehung der Mutter verursacht seien und kann auch lernen hinzunehmen, dass das Familienleben nach anderen Regeln ablaufen muss als bei der „Normalfamilie".

Besonders schwierig ist die Situation sicher für ganz junge Eltern, die überhaupt in ihrer Lebenskonzeption noch nicht auf Elternschaft eingestellt waren, wenn sie das Schreien vor allem nachts bewältigen müssen. Es ist allen Eltern zu wünschen, dass sie einen Arzt finden, der die Störung kennt und ihnen dabei hilft, die Liebe und Geduld weiterhin aufzubringen, die der Säugling braucht. Sobald die Kinder laufen können, hilft nur eines: alles was sie nicht haben dürfen, muss in unerreichbarer Höhe untergebracht sein, weil sonst ein Moment der Unaufmerksamkeit genügt, um sie beispielsweise am Putzmittel „probieren" zu lassen.

Eltern brauchen auch deshalb die Hilfe eines Arztes, der die Erkrankung gut kennt, weil er mit ihnen über die Ursachen sprechen kann - zumindest soweit sie uns heute bekannt sind - und damit die Last der Verantwortung im Sinne einer Verursachung durch „falsche" Erziehung von ihren Schultern nimmt. Die trotz allem vorhandenen unberechtigten Schuldgefühle können Grund einer ablehnenden Haltung dem Kind gegenüber sein, sie beeinträchtigen die gefühlsmäßige Nähe stark und verhindern oft den für das Kind so lebenswichtigen uneingeschränkten seelischen Rückhalt in der Familie.

Die Elterninitiativen leisten in dieser Hinsicht oft „erste Hilfc", weil hier Alle mit den meisten anstehenden Problemen vertraut sind und Erfahrungen mit der Bewältigung gemacht haben. Gerade vollkommen verunsicherte Eltern haben dort eine gute Möglichkeit, im Gespräch mit anderen Eltern über ihre „Fehler" laut nachzudenken, weil in einer solchen Runde Alle schon ihre eigene menschliche Unzulänglichkeit kennengelernt haben und sicher nicht so vermessen sind anzunehmen, dass man den Erziehungsidealen täglich entspricht. In Kapitel 14 sind entsprechende Anlaufstationen für ratsuchende Betroffene angegeben. Auch in Bezug auf die schulischen Probleme sind die Selbsthilfeorganisationen sicher eine Informationsquelle für Tips, wo die Kinder mit entsprechenden Störungen am besten aufgehoben sind. Die Abbildung 11.1 soll Eltern helfen, schneller den Weg zu einer Therapie zu finden.

Im Umgang mit hyperkinetischen Kindern ist Echtheit der Gefühle das Wichtigste. Kinder haben in der Regel ohnehin ein gutes Gespür dafür, wann ihnen etwas vorgegaukelt wird, bei den von der ADHS betroffenen Kindern ist dieser Sinn schon früh besonders scharf ausgebildet. Je öfter sie die Erfahrung machen,

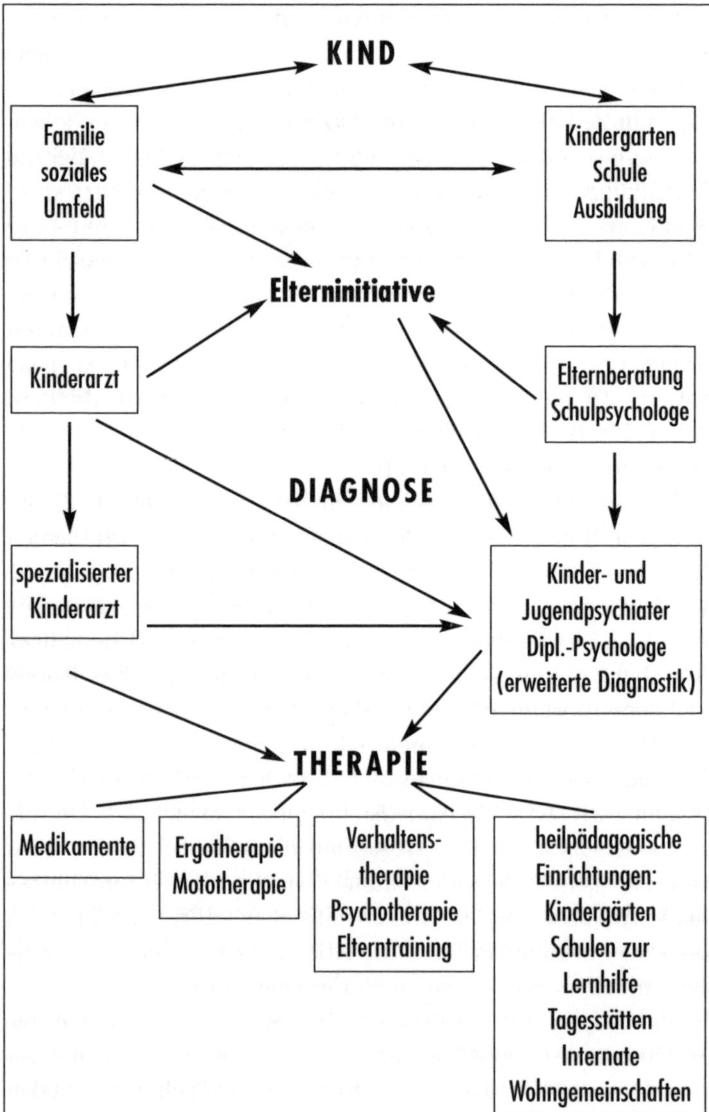

Abb. 11.1: Wege in die Therapie

dass zum Beispiel eine furchtbare Drohung eigentlich nur ein Papiertiger ist, desto weniger werden sie geneigt sein, sich Konsequenzen ihres Handelns zu überlegen. In der Praxis des Erziehungsalltags bedeutet das, sehr sparsam mit Verboten umzugehen, damit die Forderungen für das Kind überschaubar bleiben. Gleichzeitig ist Disziplin vom Erziehenden gefordert, weil er bei Nichtbeachtung eines Gebotes die angedrohte Strafe tatsächlich ausführen muss. Es gibt sicher viele Modelle, wie diese Strafen auszusehen haben, sie müssen in Einklang mit der Lebensweise der Familie stehen und dürfen nicht unverständlich hart ausfallen. Da diese Kinder wegen ihres Erlebnishungers ständig nach neuen Reizen suchen, erscheinen ihnen Verhaltensweisen, bei denen sie auf die Bedürfnisse ihrer Umgebung Rücksicht nehmen sollen, vollkommen nebensächlich. Mit reichlichem Lob ist auch dann nicht zu sparen, wenn dem Erziehenden klar ist, daß das „Wohlverhalten" nur cin Zufallsprodukt ist, weil so die Regel nicht erneut ausgesprochen werden muss, das Kind aber durch Loben an die Regel, die es befolgen soll, in positiver Weise erinnert wird.

Bei der Erziehung eines hyperkinetischen Kindes gibt es demnach zwei Bereiche, die für den Erziehenden anstrengend sind. Erstens ist die Aufsicht eines solchen Kindes eine alle Sinne fordernde Angelegenheit, weil man für jede Situation vorher die Konsequenzen erahnen muss, damit sich die vom Kind nicht zu erkennenden Gefahren in Grenzen halten. Zweitens fehlt in dieser Beziehung das „Selbstverständliche" in den Absprachen zwischen Eltern und Kindern. Es gehört viel Einfühlungsvermögen dazu, alle Regeln, Gebote und Verbote so präsent zu erhalten, daß gegebenenfalls rechtzeitig eine Korrektur des Verhaltens ermöglicht werden kann, bevor es zu Auseinandersetzungen kommt. Kinder, die das Glück haben, mit Eltern aufzuwachsen, die wenig Bestätigung von außen brauchen, um sich in ihrer Einstellung dem Kind gegenüber sicher zu fühlen, werden mehr Geborgenheit empfinden und damit auch mehr Vertrauen entwickeln können. Das seelische Befinden der Erwachsenen ist sowieso ein

Kompass für das Verhalten der Kinder, was leider nicht nur für die guten Tage gilt, sondern auch für die Zeiten mit seelischen Tiefs. Dann zeigt sich besonders die enorme psychische Abhängigkeit dieser Kinder, die zwar einen großen Teil des Tages nicht zu Hause sind, sich aber trotzdem nicht von der seelischen Verfassung der Mütter abgrenzen können, das heißt, dass in einem solchen Tief der Mutter die Stimmung der ganzen Familie auf einen Nullpunkt zusteuert. Hier helfen eigentlich nur Gespräche mit anderen betroffenen Eltern, weil sie am besten verstehen können, wie belastend es ist zu erleben, das eigene Kind mit in eine depressive Verstimmung hineinzuziehen, obwohl es doch eigentlich selbst auf dauernde aufbauende Zuwendung angewiesen ist. Sollte ein solches Gespräch keine Besserung der seelischen Verfassung bewirken, ist unbedingt auch an eine Behandlung durch einen Psychotherapeuten zu denken, möglichst einen ärztlichen, der falls notwendig auch gleichzeitig bei einem von der ADHS betroffenen Elternteil eine medikamentöse Therapie einleiten kann.

Ganz besonders schwierig ist es, einen mit dieser Krankheit vertrauten Arzt für die Behandlung von Erwachsenen zu finden, weil sich bisher weitgehend die Ansicht erhalten hat, die ADHS sei eine Erkrankung des Kindesalters ohne die Notwendigkeit, auch betroffene Erwachsene zu behandeln. Nach meinen Erfahrungen mit einer Vielzahl von zum Teil erschütternden Berichten betroffener Erwachsener als Reaktion auf die Schilderung einer jungen Frau in einer Fernsehsendung zu dieser Thematik (Hans Meiser: Mein Kind ist hyperaktiv, 28.2.95) kann man sicher davon ausgehen, dass diese „Fälle" bisher aus Scham verschwiegen worden sind und eben sehr wohl existieren. Die Tatsache, dass diese Frau von einer erfolgreichen Behandlung berichtete, die ihr Leben in positiver Weise vollkommen verändert hat, scheint vielen betroffenen Erwachsenen Mut zu machen, sich ebenfalls von einer medikamentösen Therapie eine Veränderung ihres Lebens zu erhoffen.

12 Was ist Lehrern zu raten?

„Kinder sind keine Fässer, die gefüllt, sondern Feuer, die entfacht werden sollen." (Rabelais)

Jeder, der mit Kindern in verantwortlicher Position Umgang hat, sollte sich darüber klar werden, dass mindestens 4% aller Kinder an der ADHS leiden. Trotz aller Anzeichen, die auf diese Erkrankung hinweisen, ist es möglich, daß alle Beteiligten - Eltern, Kinderärzte und Lehrer - nicht daran denken, daß ein Kind, das zappelt und nicht aufpasst, sich nicht absichtlich so verhält, sondern unter dieser Störung leidet. Schon die Erkenntnis, dass ein Schüler nicht gezielt den Lehrer mit seinen permanenten Störaktionen meint, entspannt zumindest das Verhältnis zwischen den beiden und kann dann dazu führen, daß beide ein Zeichen ausmachen, wann der Schüler sich wieder auf das Unterrichtsgeschehen einlassen muß. Wichtig für betroffene Kinder ist, dass ihr Verhalten, von dem sie meist wissen, in welcher Weise es „nicht normal" ist, nicht dazu führt, dass sie vor der ganzen Klasse blamiert werden; denn gerade Demütigungen werden Anlass zur „Höchstleistung".

Da auch Lehrer Menschen mit einem normalen Gefühlsleben sind, brauchen sie ebenso Erfolgserlebnisse im Beruf wie andere. An dieser Stelle konkurrieren nun diese Kinder und Lehrer; oft sind die Erwachsenen unterlegen, weil sie nicht eine solche ausufernde Phantasie haben, um eine ganze Schulklasse permanent im Bann zu halten. Damit beginnt das große Unglück im Leben des Kindes, das den Sanktionen, die sein Verhalten zur Folge hat, ebenso hilflos ausgeliefert ist, wie die Lehrer den Clownerien. Deshalb gilt als oberstes Gebot, keine Machtkämpfe auszufechten; denn die trägt das Kind schon im Familienkreis aus und ist deshalb routiniert. Jeder Lehrer wird in seinem Urteil sicher milder, wenn er verstehen lernt, dass das

Kind nicht absichtlich so ist, sondern selbst wenn es will, sich oft nicht anders verhalten kann. Lehrer können betroffenen Kindern helfen, ihr so schwieriges Leben zu meistern, indem sie ihnen Verständnis zeigen.

Nun kommt der schwierigste Teil dieser Ausführungen: Kinder mit einer ADHS sind in ihrer Seele sehr verletzlich, sie haben häufig ein beschädigtes Selbstbewusstsein, weil sie auch im Kindergarten oft schon Außenseiter waren. Sie besitzen jedoch eine sehr ausgeprägte Fähigkeit, Ablehnung zu spüren, selbst wenn sie noch so gut versteckt wird; das heißt, ein Lehrer, der ein hyperaktives Kind nicht mag, muss zunächst in seinem Seelenhaushalt Ordnung schaffen, vielleicht in Gesprächen mit Kollegen versuchen zu verstehen, woher diese Ablehnungsgefühle kommen, bevor er sich in einer Weise dem Kind zuwenden kann, die beiden Erfolgserlebnisse ermöglicht. Sobald sich diese Kinder angenommen fühlen, können sie ihr Störverhalten eher kontrollieren. Außerordentlich motivierend sind für diese Kinder Lob und Anerkennung; innerhalb der Klasse sollte das Kind nicht isoliert am Rande sitzen, weil es dann wieder ausgegrenzt wird und sicher weniger Zuwendung erhalten kann. Falls in der Sitzordnung die Möglichkeit besteht, das Kind an den Mittelgang zu setzen, kann der Lehrer durch beruhigendes Berühren der Schulter Nähe signalisieren. Das Kind wird eine solche stumme Geste als Aufforderung akzeptieren, sich dem Unterrichtsgeschehen zuzuwenden, ohne dass wegen ständiger Ermahnungen der Unterricht für alle unterbrochen werden muß. Bei den heutigen Klassengrößen sind die Möglichkeiten, dem Einzelnen gerecht zu werden, selbstverständlich eingeschränkt, aber wenn man sich speziell eines solchen Kindes annimmt, profitiert davon die ganze Klasse. Sollten zufälligerweise mehrere Kinder mit einer ADHS in einer Klasse sein, ist es in einer mehrzügigen Schule anzustreben, sie gleichmäßig auf mehrere Klassen zu verteilen, um eine Überforderung der anderen Kinder und des Lehrers zu vermeiden. Wichtig für alle Kinder ist ein eindeutiges Verhalten, die Anweisungen müssen klar sein, die Strafen, die bei Nichtbeachtung ausgesprochen werden, müssen ebenfalls vorher bekannt sein, und sollten immer bei allen gleich sein, damit sich das hyperkinetische Kind nicht auch noch durch schärfere Strafen benachteiligt fühlt.

Diese Empfehlung beinhaltet, dass im Ärger keine übertriebenen Sanktionen erfolgen sollten, die das Verhältnis zwischen beiden zusätzlich belasten. Obwohl diese Kinder ein großes Vergnügen daran haben können, den Lehrer lächerlich zu machen, sollte dies nicht mit gleicher Münze heimgezahlt werden, weil eine Bloßstellung vor der Klasse, möglichst wiederholt, zu großen seelischen Schäden führt. Ein Lehrer braucht viel Humor, dann wird das betroffene Kind eher einlenken.

Je mehr Druck auf ein solches Kind ausgeübt wird, umso mehr wird es versuchen zu beweisen, dass es sich nicht „unterkriegen" läßt und wird das Ausmaß an Ungezogenheiten erhöhen: der Zappel-Philipp entwickelt sich zusätzlich zum bösen Friederich.

Aus Gesprächen mit Eltern betroffener Kinder wird immer wieder deutlich, dass Lehrer, die sich neben den Eltern am intensivsten über einen wichtigen Lebensabschnitt mit unseren Kindern beschäftigen, mit dem Erscheinungsbild der ADHS so wenig vertraut sind, dass sie schon beinahe reflexartig die Sonderschule - heute Förderschule für Lernbehinderte genannt - als Ausweg aus dem Dilemma empfehlen und nicht die dringend notwendige Vorstellung bei einem auf dieses Krankheitsbild spezialisierten Arzt. Das Vorurteil, das Verhalten des Zappel-Philipps beruhe auf einer falschen Erziehung und sei deshalb allein mit pädagogischen Mitteln behebbar, verbaut den Weg zu einer wirksamen medizinischen Behandlung, die oft eine erstaunlich rasche und durchgreifende Veränderung des Verhaltens bewirkt.

Ganz besonders sollte der Lehrer bei einem Kind mit ADHS darauf achten, ob es zusätzlich unter einer Teilleistungsstörung in Form einer Lese- und Rechtschreibschwäche oder einer Rechenschwäche leidet, und es gegebenenfalls umgehend einer entsprechenden Diagnostik und Behandlung zuführen.

Nach meiner Erfahrung hilft es den meisten Lehrern in ihrem Verständnis, wenn sie über die biologischen (vererbbaren) Hintergründe informiert werden; wenn die Zusammenarbeit mit Eltern, Ärzten und Psychologen zugelassen werden kann, trägt dies schnell zur Veränderung der Schulsituation bei, an der aus Sicht der Eltern nun die Lehrer nicht mehr die „alleinige Schuld" tragen.

13 Werdegang dreier hyperaktiver Kinder - Bericht einer Mutter

Ich bin sehr dankbar, daß ich meinen Ausführungen den Bericht einer Mutter, die ihre Anonymität im Interesse ihrer Kinder wahren möchte, anfügen darf; sie schildert hierin sehr eindrücklich, wie ihr Leben mit vier Kindern, davon drei erkrankten, verlaufen ist. Es wird deutlich, wie schwierig es ist, sich vom Druck, der ständig von außen auf die Familie ausgeübt wird, immer wieder zu befreien, um dem einzelnen Kind in seiner Eigenart gerecht zu werden.

Bereits in der Schwangerschaft beim ersten Kind die ersten Anzeichen, heftige Kindsbewegungen, wenige Ruhepausen - ich frage den Arzt, ob das normal sei - er zuckt nur die Schultern. S. wird eine Frühgeburt, ca. vier Wochen vor dem errechneten Termin. Er ist sehr klein. Daheim stellen wir fest, dass er sehr unruhig ist, er schreit viel, vor allem nachts. Wir gehen zum Arzt, der vermutet Blähungen, wir sollen Fenchel- und Kamillentee geben. S. trinkt wenig, schläft nach zwei, drei Schlückchen wieder ein. Der Tee hilft nicht. Die Milch muß ich abpumpen und ihm in der Flasche geben. Allmählich geht der Milchfluß zurück, hört ganz auf. Pünktlich um 22 Uhr fängt S. an zu schreien, stundenlang. Mein Mann ist genervt, Krach! Ich verbringe die folgenden Wochen bis in die frühen Morgenstunden im Drehsessel, mit Kind auf dem Schoß. Wenn ich einnicke und aufhöre zu drehen, geht das Gebrüll los. Ich nehme mehrere Kilo ab.

Mit etwa 3 Monaten schläft er wenigstens nachts, alles in allem kommen wir auf etwa 6 von 24 Stunden Schlaf. Das genügt, tröstet mich der Kinderarzt, und im übrigen sei es ein Zeichen von Intelligenz. Er isst und trinkt nach wie vor wenig, bevorzugt milchfreie Kost. Er entwickelt sich dennoch gut, ist ein zierliches Kind. Aber seine Entwicklung läuft recht langsam. Obwohl er mir durch seine Unruhe einmal fast vom Wickeltisch gefallen wäre, dreht er sich erst im Alter von 6 Monaten das erste Mal vom Bauch auf den Rücken.

Trotzdem macht er die ersten Schritte mit einem Jahr. Schon vorher, als er anfing zu krabbeln, war nichts vor ihm sicher. Er zieht einen Blumentopf vom Hocker, reißt alle Blätter ab; ich habe sein Bett in die Küche geschoben (in seinem Zimmer war eine Hornisse, die ich entfernen wollte), er zieht an der Tischdecke - ich habe sein Bett zu nahe an den Tisch geschoben - bis das Usambaraveilchen in Reichweite ist, er reißt die Blüten ab, kaut sie durch und spuckt sie wieder aus, überall im Bett lila Flecken! Er schläft wenig. Wenn wir im Auto unterwegs sind, muss ich verhindern, dass er einschläft - zehn Minuten Schlaf im Auto und wir können den Großteil der Nacht vergessen.

Mich beunruhigt seine Umtriebigkeit, aber der Arzt meint: „Seien Sie froh, dass sie ein aufgewecktes Kind haben, wenn er trostlos in der Ecke sässe, wäre Ihnen das auch nicht recht." Mit anderthalb Jahren fällt er beinahe vom Balkon. Irgendwie ist es ihm gelungen, die Balkonbrüstung zu erklettern, obwohl er mit den Händen kaum an das Gitter heranreicht. Ich bekomme ihn im letzten Moment zu fassen. Er bemächtigt sich meiner Schlüssel und steckt sie in die Steckdose. Bei keiner Mahlzeit bleibt er im Kinderhochstuhl sitzen, kaum ist er drin, klettert er wieder hinaus, holt etwas, klettert hinein und „raus" und „rein" und „raus" und „rein". Wenn wir ihn lassen, schleppt er sein ganzes Spielzeug herbei, das beim Essen zuschauen muß. Schliesslich greifen wir zum Notanker, binden seine Beine am Kinderstuhl mit einem Bademantelgürtel fest, denn er ist schnell, bevor wir es verhindern können und selbst wenn wir daneben stehen, ist er schon wieder dabei, etwas anzustellen.

Er ist 2 Jahre alt, wir machen Morgentoilette, er wird gewaschen. Ehe ich mich versehe, hat er seinen Pullover ergriffen und taucht ihn ins Waschbecken. Ich drücke ihm die Zahnbürste in die Hand - ich muß ihn beschäftigen, sonst er beschäftigt er sich selber - und sage: „Du putzt jetzt Deine Zähne, Mama holt schnell einen trockenen Pulli". Ich brauche keine zwei Minuten, doch wie ich zurückkomme, hat er die Waschmaschine - sie ist in Betrieb - erstiegen und seine Zahnbürste in den Waschmittelzugabebehälter gesteckt und kräftig nachgeschoben. Die Zahnbürste hängt zwischen Trommel und Gehäuse, und die Maschine gibt mörderische Geräusche von sich. Maschine ausschalten, Pullover überstreifen, Sohnemann ins Kinderzimmer vor die Legokiste setzen: „Du spielt jetzt brav", zurück ins Bad, Wasser abpumpen, Wäsche aus der Maschine holen, Mann anrufen: „was soll ich tun?". Er sagt, er kommt heim und schaut sich's an. Zurück ins Kinderzimmer: totales Chaos! Er hat die Legokiste ausgeleert, ebenso die mit Bauklötzen und die mit den Sandsachen, dazu die Schubfächer, in denen seine Unterwäsche und Socken sind, alles schön durchmischt am Boden, aus den Kisten und Schubladen hat er eine Treppe gebaut, auf der er hinauf auf den Kleiderschrank klettert, um an der anderen Seite an der Kante herunterzurutschen, und „rauf" und „runter" und „rauf" und „runter". Er strahlt, hat er das nicht fein gemacht? Ich packe ihn, setze ihn mitsamt Bilderbuch ins Bett. Er ist empört, brüllt aus Leibeskräften! Ich fange an, aus dem Tohuwabohu die Wäsche herauszuklauben. Voller Wut wirft er sein Buch aus dem Bett, es gelingt im dritten Anlauf, denn wir haben das Bett mit einem Kletterschutz versehen. Er steht im Bett - was heißt steht, er hüpft, hält sich am Kletterschutz fest und brüllt. Der Vater kommt mit Kollegen, ich zeige ihnen, was passiert ist. Die Männer fangen an, die Maschine auseinanderzunehmen und „halt uns den Jungen vom Leib". Im Kinderzimmer verdächtige Stille, ich gehe hinein, S. hat sein Bettzeug durch den Kletterschutz hinaus auf den Boden befördert und dank des Kletterschutzes, der die Sache noch spannender macht, klettert er aus dem Bett und springt ins Bettzeug. Er hat mitbekommen, dass der Papa da ist, da will er hin, da ist

Action, nicht bei Mama. Kurzer Entschluss, wir gehen einkaufen, Zahnbürste brauchen wir sowieso. Schlüssel, Geldbeutel in den Einkaufskorb, Kind anziehen, Blick in den Korb - Schlüssel ist weg. Er hilft eifrig suchen, ohne Erfolg. Ich zum Papa: „Mein Schlüssel ist verschwunden, bitte mach mir auf, wenn wir wiederkommen". Mantel anziehen, Stiefel - aua - wir haben den Schlüssel gefunden. Der Weg zum SB-Markt ist aufgelokkert; überall muß er hinauf, keine Pfütze auslassen, überall sieht und findet er was. Im Geschäft sitzt er - widerwillig - im Einkaufswagen. Mit einer Hand Wagen festhalten, damit er nicht herausklettert, möglichst mitten im Gang bleiben, damit er nicht an die Regale heranreicht, mit der anderen die benötigten Waren holen. Am Fleischerstand bekommt er ein Wienerle, ein Augenblick Ruhe. An der Kasse wird's schwierig: Kind fest unter einen Arm klemmen, damit er nicht die Regale an der Kasse ausräumt, mit der anderen die Waren aufs Band legen und bezahlen. Großes Gebrüll, untermalt von dem Kommentar der Umstehenden, „das arme Kind - die arme Mutter - typisch antiautoritäre Erziehung, ein Klaps zur rechten Zeit" usw.

Daheim ist es den Männern gelungen, die Zahnbürste in ihren wesentlichen Teilen aus der Maschine zu entfernen und letztere wieder instand zu setzen. „Mach sie mal an, ob sie funktioniert". Wäsche zurück in die Maschine, S. hilft eifrig mit. Prima, sie läuft wieder. Vater will gehen, vermißt seine grauen Wildlederhandschuhe. Vielleicht hat er sie im Auto liegenlassen. Nach einer Stunde ist der Waschvorgang beendet, die ehemals weiße Wäsche zartgrau und auch die Wildlederhandschuhe finden sich wieder, nur passen sie jetzt nur noch dem Sohn, der sie hilfsbereit mit in die Maschine gesteckt hat.

Er ist krank, hat hohes Fieber und schläft zum ersten Mal viel; wenn er wach wird, ist er weinerlich. In meiner Angst gebe ich ihm schließlich ein Zäpfchen, das Ergebnis ist umwerfend: innerhalb einer Viertelstunde ist er putzmunter, tobt durch die Wohnung, ist nicht zu halten. Er reißt Schubladen auf, klettert überall hinauf. Ich versuche, ihn zu beruhigen, will etwas vorlesen, nichts hilft. Nach zwei Stunden steigt das Fieber wieder an, er fällt um, ist fix und fertig. Ich frage den Kinderarzt, er meint, das käme schon mal vor, ich solle Wadenwickel machen und andere Zäpfchen nehmen. Später stellen wir fest, daß E. und K. auf verschiedene Medikamente genau so reagieren.

Im Familienkreis und bei Bekannten bleibt S.'s Verhalten nicht unbemerkt. Die Freunde halten sich mit Ratschlägen zurück, sprechen uns aber darauf an, finden es merkwürdig. Meine Eltern sind weniger zurückhaltend, wir werden mit Anordnungen und Ratschlägen überhäuft, wenn wir sie nicht befolgen, gibt es Ärger, Schuldzuweisungen: ihr seid zu streng, ihr macht das nicht richtig, das Kind leidet unter eurer Erziehung, ist nur bei Oma und Opa glücklich. Schließlich heißt es, eigentlich dürften nur Großeltern die Enkelkinder erziehen, da sie die nötige Erfahrung haben. Ich weise darauf hin, dass mein Bruder sich als Kind schließlich auch so verhalten habe und dies teilweise heute noch tue, darauf erhalte ich zur Antwort, eben darum wüßten sie nun die Fehler und würden sie beim Enkelkind nicht wiederholen. Aber wir wollten ja nicht hören, müßten unbedingt unsere Fehler selber machen.

S. ist 2 1/4 Jahre alt, als L. geboren wird. Sie ist ein ruhiges Kind, entwickelt sich normal. Mit zunehmendem Alter der beiden wird der Unterschied im Verhalten deutlicher. Wenn ihr etwas passiert, hat er zumeist die „Vorarbeit" geleistet. Zwangsläufig schimpfen wir mit ihm mehr als mit ihr. Nun lauten die Vorwürfe: vermutlich lieben wir L. mehr als ihn. Es trifft mich sehr, denn ich habe ihn lieb, genau so wie sie. Ich bin unglücklich.

Im Alter von drei Jahren muß er operiert werden. Als wir ihn zum ersten Mal besuchen dürfen, kennen wir unser Kind nicht wieder: er ist völlig apathisch, man hat ihn medikamentös ruhigstellen müssen, denn als er aus der Narkose erwachte, hat er so getobt, dass man ihn festbinden musste. Die anderen

Kinder im Zimmer hänseln und quälen ihn, sie merken, dass er anders ist und von Schwestern und Arzt anders behandelt wird. Wir sind entsetzt und nehmen ihn gegen den ärztlichen Rat vorzeitig aus dem Krankenhaus.

Als bei ihm knapp drei Jahre später erneut ein operativer Eingriff vorgenommen werden muß - wir nehmen ihn hinterher gleich mit heim - gebärdet er sich wie verrückt, tobt durchs Haus, reißt alles um. Wir gehen auf den Spielplatz, damit er sich abreagieren kann. Die Mütter der anderen Kinder, die wissen, dass er heute operiert worden ist, können es nicht fassen. Sie meinen, er müsse schwach, müde sein, schlafen wollen und allenfalls wanken können. Stattdessen rast er umher, schmeißt mit Sand durch die Luft, schaukelt im Stehen wie ein Wilder.

Durch einen Umzug bedingt, besucht er nur ein halbes Jahr lang den Kindergarten. Die Erzieherinnen finden ihn anstrengend. Immerhin hat er dort zwei Freunde. Die beiden werden eingeschult, unser S. ist zum Stichtag noch keine sechs Jahre alt, muß - wie dort üblich - einen Schultest absolvieren. Er besteht ihn mit Bravour, und wir lassen ihn einschulen. Nun geht es erst richtig los!

Bereits nach wenigen Tagen muss ich zur Lehrerin: er sitzt nicht still, springt dauernd auf, foppt andere Kinder, redet unaufhörlich, nichts hilft, kein Ermahnen, kein Schimpfen. Nach der Probezeit muss er die Schule verlassen. Ich rede daheim mit ihm darüber, er weint, verspricht brav zu sein, „aber bitte lass mich in die Schule gehen". Es wird nicht viel besser, seine Schwungübungen bleiben nie zwischen den Linien, die ersten Wörter, die er lernt, schmiert er quer über das Blatt. Er weiß nicht, was er aufhat, und wir müssen bei den Klassenkameraden anrufen und nachfragen. Ständig hat er etwas vergessen oder verloren. An einem Tag kommt er mittags ohne Pullover, Anorak und Turnbeutel aus der Schule. Anorak und Turnzeug hat er in der Schule vergessen, den Pullover auf dem Heimweg ausgezogen, weil ihm warm war. Erneute Gespräche mit der Lehrerin, sein Verhalten ist nicht viel besser geworden, aber er scheint doch im Unterricht etwas mitzubekommen, erstaunlich, dass er überhaupt etwas lernt. Wir können es nicht begreifen, nachdem er doch beim Schultest so gut abgeschnitten hat. Wir suchen eine Erziehungsberatungsstelle auf. Man führt mehrere Gespräche mit uns, mit S., beobachtet ihn, führt einen Intelligenztest (Hamburg-Wechsler für Kinder) mit ihm durch; Ergebnis: weit überdurchschnittlich! Sie wissen uns auch keinen Rat außer, dass es schädlich für die Entwicklung eines Kindes sei, wenn die Eltern unterschiedliche Standpunkte in der Erziehung einnehmen. Warum es nur S. schaden soll, L. aber nicht, darauf wissen sie auch keine Antwort, Kinder sind halt verschieden. Auf dem Heimweg sagt mein Mann: „Wenn Du Dich genauso verhalten würdest wie ich, hätten wir das Problem nicht, aber Du bist viel zu nachsichtig und inkonsequent". Umgekehrt das Gleiche, ich werfe ihm vor, dass er zu streng sei; wir machen uns gegenseitig Vorwürfe, es gibt wieder einmal Krach. Ich ertappe mich dabei, dass ich wütend auf S. bin, seinetwegen herrscht laufend Zwist in der Familie. Etwas später fühle ich mich dann schuldig, bin unglücklich. Was kann das Kind dafür, er tut mir leid, denn ich weiß irgendwie, dass er nicht vorsätzlich so unruhig und wild ist, er kann einfach nicht anders. Auch S. ist unglücklich, merkt, daß etwas nicht stimmt, ist ängstlich und noch hektischer. Haben wir ihn am Ende etwa doch weniger lieb als die kleine Schwester? Nein, ich weiß, dass es nicht so ist, und trotzdem, auch meine Eltern werfen uns vor, wir würden L. vorziehen, noch schlimmer, sie sagen es ihm und „beruhigen" ihn damit, daß Oma und Opa ihn viel lieber hätten als Mama und Papa.

Wir ziehen ein weiteres Mal um, und da er nach der Probezeit die Schule nicht verlassen mußte, kommt er nun hier in die 2. Klasse. Er ist einer der Kleinsten und Jüngsten. Und auch hier kurz darauf das gleiche Theater in der Schule: er vergisst alle Nase lang etwas, vergisst die Hausaufgaben; wenn eine Rangelei stattfindet, wird stets er dabei erwischt. Ich frage ihn nach dem Grund, er weiß es nicht, es passiert eben, ohne dass er es will, mitunter steht er nur dabei und schaut zu, aber schon ist er wieder mittendrin. Außerdem hänseln ihn die anderen Kinder, das sieht der Lehrer nicht. Nur wenn er zurükkschlägt, das wird gesehen. Ich sage, „dann gehe doch, wenn Dich einer ärgert, gleich zur Lehrerin". Er macht es, Ergebnis: sie sagt, er solle nicht petzen! Ich suche die Lehrerin auf, frage, was er denn tun soll. Sie meint, das sei nicht das eigentliche Problem, er sei halt ständig dabei, wenn irgendwo gerauft würde, anderen passiere das schließlich auch nicht, wenn sie es nicht wollten. Er macht Hausaufgaben, malt für Heimat- und Sachkunde ein Bild ins Heft, ausnahmsweise einmal wirklich ordentlich und sauber. Am nächsten Tag kommt er weinend heim: die Lehrerin hat sein mit so viel Mühe angefertigtes Bild aus dem Heft heraus- und durchgerissen und ihn vor der ganzen Klasse einen Trottel genannt - er hatte die Zeichnung ins falsche Heft gemacht.

Einmal kommt er mittags nicht heim, ich rufe die Mutter eines Klassenkameraden an und erfahre, dass Wandertag ist und die Kinder erst abends heimkommen. Er hat weder festes Schuhwerk noch Regensachen dabei, keine Brotzeit, kein Geld. Abends erzählt er, es war nicht so schlimm, nass ist er etwas geworden, und zwei Mitschüler haben ihm von ihrer Brotzeit abgegeben.

Für er sein Alter ist er immer noch sehr klein, dabei kann er unglaubliche Portionen verdrücken. Die Eltern anderer Kinder, die ihn an Kindergeburtstagen essen sehen, meinen, er würde daheim nicht genug zu essen bekommen, solche Mengen vertilgt er, obwohl er so klein und zierlich aussieht. Über mehrere Jahre hinweg braucht er immer die gleiche Konfektionsgröße, neue Sachen muß ich nur kaufen, weil die alten kaputtgegangen, nicht weil sie zu klein geworden sind. Das ändert sich erst, als er 16, 17 Jahre alt ist.

Ich bin wieder schwanger, dieses Kind macht sich mit seinen Bewegungen bereits im dritten Monat bemerkbar, ist genauso lebhaft wie S. L. wird eingeschult, bei ihr läuft alles problemlos, sie ist bald Klassenbeste, die Lehrerin ist sehr angetan von ihr. S.'s Schulleistungen sind schwankend, er arbeitet zu flüchtig, ist unkonzentriert und stört den Unterricht. Daheim versucht er, Äpfel auf der elektrischen Zitruspresse auszudrücken, er knackt Nüsse, die Schalen sind überall verstreut; er ist stundenlang verschwunden, wenn man ihn fragt, so antwortet er, er war draußen. Im Laufe der Zeit arbeitet er 6 Fahrräder auf, wenn er keins mehr hat, „leiht" er sich meins, das von L. oder das meines Mannes. Meins wird gestohlen, weil er es unabgeschlossen stehen läßt. Mein Mann verbietet ihm, seines zu nehmen, er tut es trotzdem und stellt es so unordentlich und leicht beschädigt zurück, daß man ihm draufkommen muß. Mein Mann schimpft, ich sage: „Hör' auf zu schimpfen, es nützt nichts, er kann nichts dafür." Nun ist mein Mann wirklich zornig: „Sag Du nicht, er kann nichts dafür, er ist kein Idiot, er ist nicht dumm, er hat gewußt, daß er es nicht durfte, also kann er was dafür!"

Wiederholt Familienkrach! - S. wünscht sich zum Geburtstag und zu Weihnachten Fischer-Technik-Baukästen. Er baut planlos drauflos, die Bauanleitungen beachtet er nicht. Seine Konstruktionen sind wackelig und nicht stabil; er verliert wichtige Bauteile, Motoren und Batterien zerlegt er.

Unser drittes Kind - E. - wird geboren. Gegen Ende des fünften Monats hat er Versuche unternommen, das Licht der Welt zu erblicken, ich mußte 14 Tage stramm liegen, während der Schwangerschaft hat er so gestrampelt, daß mir vor Schmerz mitunter die Luft wegblieb. Außerdem zeigte er eine deutliche Vorliebe für einen Platz auf meinem Ischiasnerv. Die Geburt ist anstrengend, zwischenzeitlich bleiben bei E. die Herztöne weg. Als er endlich zur Welt kommt, ist er blau im Gesicht. Er schreit und schreit und schreit. Und er schreit auch daheim. Mein Mann und ich wechseln uns abends ab, damit jeder mal zum Schlafen kommt, die erste Hälfte der „Nachtschicht" übernimmt mein Mann, die zweite ich. Die Kinderärztin ist irritiert, weil er so verkrampft ist, ständig die Hände zu Fäusten ballt - zerebrale Störungen. Während ich E. noch stille, werde ich wieder schwanger. Die Buben beschäftigen mich so, daß ich nur wenig zunehme, viele Leute merken erst kurz vor der Entbindung, daß ich noch ein Kind bekomme.

Ich habe das Gefühl, L. zu vernachlässigen. Bei ihr läuft alles so glatt, daß ich meine, mich ihr zu wenig zu widmen. An den Elternabenden in der Schule, wenn der Lehrstoff besprochen wird, denke ich, mein Gott, das kann sie doch gar nicht können, Du musst Dich mehr um sie kümmern. Aber im Zeugnis hat sie lauter Einser.

Im Sommer kommen die Großeltern zu Besuch, um ihr drittes Enkelkind kennenzulernen. Wir machen einen Spaziergang am See, S. will zeigen, was er kann, balanciert auf der Brüstung einer kleinen Brücke, verliert das Gleichgewicht und fällt ins Wasser. Zwei Wochen später gehen wir dort wieder spazieren, er probiert es erneut und fällt prompt wieder hinein. Im November gehe ich allein mit den Kindern an einer anderen Stelle spazieren, E. sitzt im Kinderwagen, es ist schon sehr kalt. S. und L. laufen voraus, S. entdeckt ein Brett, das in den See hineinragt, springt darauf und ruft L. zu, es ihm nachzutun. In dem Moment, in dem L. auf das Brett springt, setzt dieses sich in Bewegung - die Rollen darunter haben sie nicht bemerkt - beide Kinder fallen ins Wasser.

Die Mahlzeiten verlaufen chaotisch, irgendetwas fällt immer um, eine volle Tasse, das Kännchen mit Zitronensaft, der Honigtopf, die Teekanne, oder Messer, Gabel, das Brot - etwas fällt immer zu Boden. Wenn S. sich zu trinken einschenkt, geht meist etwas daneben, er möchte die Butter, greift zu und wirft dabei etwas um. Eines Morgens fällt er mir beim Frühstück in den Arm, als ich gerade die Tasse zum Mund führen will. Der heiße Tee ergießt sich über meinen Pullover und Rock. Was war der Grund? S. war ein Tropfen aufgefallen, der an der Unterseite der Tasse hing und er wollte verhindern, daß dieser mir auf den Rock fiel! E. hält es genau wie S., sobald er im Hochstuhl sitzt, klettert er wieder heraus und wieder hinein… . Wir greifen zur radikalen Notlösung und binden auch seine Beine mit einem Bademantelgürtel am Stuhl fest - Rabeneltern!

K. wird geboren, sie ist - wie L. - ein ruhiges Kind und ich atme auf. Schlaf braucht auch sie nicht viel, aber sie schreit zumindest nicht. Dennoch fällt uns auf, daß sie in manchem mehr ihren Brüdern nachschlägt als L. Seit E. krabbeln kann, wäscht sich die Kinderärztin nach unseren Besuchen die Hände mit kochendem Wasser: E. stellt jedes Mal den Boiler unter dem Waschbecken in der Praxis auf „Kochen". Ständig ist er mir zwischen den Füßen, brüllt, wenn man ihn in den Laufstall setzt. Kaum dass er stehen kann, hält er sich am Rand des Ställchens fest und trampelt mit unglaublicher Geschwindigkeit mit beiden Beinen auf dem Boden vor Wut. „Das kann kaum ein Kind", meint die Ärztin. Beim Einkaufen muss ich ihn in den Wagen setzen, aus dem Kindersitz klettert er hinaus, und ihn dort mit den eingekauften Waren zudecken. Bis wir an der Kasse sind, hat er die Hälfte ausgepackt.

S. hat weiterhin Schwierigkeiten in der Schule. Wir lassen ihn zunächst die 5. Klasse auf der Hauptschule machen, geben ihn dann in die 5. Klasse am Gymnasium. Altersmäßig entspricht er dem Klassendurchschnitt, da er ja früher eingeschult wurde. Anfangs kommt er recht gut mit, seine Lebhaftigkeit bereitet allerdings Schwierigkeiten, zumal seine Klasse mit 30 Schülern sehr groß ist.

E. muss operiert werden, ambulant. Wir sind bei ihm im Krankenhaus im Aufwachraum. Er ist noch nicht aus der Narkose erwacht, da wird er bereits unruhig, scheint auch starke Schmerzen zu haben. Wir holen den Arzt, er gibt E. noch einmal eine Spritze und meint, er brauche aber wirklich extrem viel, mit dem Anästhetikum sei er bereits an die Grenze des Vertretbaren gegangen, bis E. endlich ruhig wurde. Zu Hause erleben wir dann das gleiche Verhalten wie schon bei S. nach der Operation: er stellt uns die Wohnung auf den Kopf, tobt über Tische und Stühle, reißt die Schubladen heraus. Er ist allerdings zusätzlich aggressiver als S., schlägt seine Geschwister, vor allem K., bekommt sinnlose Wutanfälle.

S. ist krank gewesen, nun auf dem Wege der Besserung. Um ihn zu beschäftigen, kaufe ich einen Bausatz von einem Modellflugzeug. Er baut eine Weile daran, dann möchte er fernsehen. Im allgemeinen wird das Fernsehen bei uns begrenzt, diesmal mache ich eine Ausnahme, bitte ihn aber, zuvor alles wegzuräumen - ja, macht er, geht kurz darauf ins Wohnzimmer. Plötzlich wildes Geschrei aus S.'s Zimmer, E. kommt mir schreiend entgegengelaufen, ich nehme ihn auf den Arm: aus dem Mund strömt intensiver Chemiegeruch. S. hat den Spezialkleber fürs Modellflugzeug nicht weggeräumt, sondern offen auf dem Tisch liegenlassen. E. hat die Tube mit der Öffnung voran in den Mund gesteckt und daraufgebissen. Ich rufe die Giftnotzentrale an. Als Sofortmaßnahme soll ich 20 Kohletabletten in Wasser auflösen und dem Kind einflößen, sie rufen zurück, wenn sie mehr über die Wirkungsweise in Erfahrung gebracht haben. S. und L. müssen den schreienden E. auf der Wickelauflage festhalten - freiwillig nimmt er die Kohlelösung nicht - während ich versuche, sie ihm einzugeben. Wir haben die Kohle überall, auf der Wickelauflage, an den Kacheln, auf unserer Kleidung, auf E. - nur nicht in E. Wir geben es auf. Anruf von der Giftzentrale: sofort zum Kinderarzt, der soll sich mit ihnen in Verbindung setzen. Ich fahre mit E. zum Arzt - jetzt ist er wieder vergnügt - während die Großen daheim bei K. bleiben, sie ist erst ein halbes Jahr alt. Beim Kinderarzt warten wir auf den Bescheid der Giftnotzentrale. Es dauert einige Zeit, dann das Rezept und die Anweisung, in der Nacht alle halbe Stunde nachzuschauen, ob E. noch atme: der Kleber wirkt narkotisch. Erst in die Apotheke, dann nach Hause, hier ist high life: K. ist wach geworden, nass und hungrig und weint. S. hat wieder etwas Fieber, L. weiß nicht, ob sie K. füttern soll, S. hat inzwischen die 800 km entfernt wohnenden Großeltern angerufen, denn der Papa ist dienstlich unterwegs. Ich komme gerade zur Tür herein, als meine Eltern zurückrufen: Was für eine neue Katastrophe ist bei Euch schon wieder passiert?

S. wandelt im Schlaf, er hängt im Wohnzimmer die Bilder von den Wänden, findet am nächsten Tag den Schulpack nicht mehr. Er geht mitten in der Nacht hinaus, wacht draußen auf dem Parkplatz auf und kann nicht ins Haus. Zum Glück hört L. sein Läuten. Eine halbe Stunde später bekommen wir ein fürchterliches Gewitter, ich schaue nach, ob alle Fenster geschlossen sind, finde S. wach im Bett, der mir erzählt, dass er draußen war. Ich hätte Todesangst bekommen, hätte ich sein Bett leer gefunden.

E. ist 3 Jahre alt, S. hatte das Fenster weit geöffnet und das Zimmer verlassen. E. klettert auf die Fensterbank, steht im offenen Fenster. Wir wohnen im zweiten Stock.

E. spielt mit zwei älteren Nachbarbuben, beide etwa fünf Jahre alt, erst sind sie vor dem Haus im Sandkasten (S. und E. spielten im Sandkasten zumeist nicht wie „normale" Kinder, Sand war da, um in die Luft geworfen zu werden, Kuchenbacken war auch nicht, lieber mit Sandspielsachen durch die Kiste fetzen; wenn dabei die gebackenen Kuchen der anderen zerstört wurden, bemerkten sie das gar nicht, waren nur erstaunt und konnten nicht begreifen, dass sie geschimpft wurden und keiner mit ihnen spielen wollte, es machte doch so viel Spaß!), dann sehe ich sie nicht mehr. Ich warte eine Weile, gehe nachschauen, weil ich unruhig werde: E. kommt weinend angelaufen, die beiden anderen ängstlich dahinter, ein paar größere Buben haben sie festgehalten und auf jedem Ärmchen eine Zigarette ausgedrückt. Ich nehme ihn mit heim, tröste ihn, aber nach ein paar Minuten will er schon wieder hinaus zum Spielen.

Unsere Buben konnten, als sie klein waren, kaum normal gehen, auch nicht laufen. Sie mußten stets rennen, springen, hüpfen. Sie blieben auch nicht einfach stehen oder wurden langsamer, sie warfen sich hin, meist auf die Knie, wenn sie anhalten wollten.

K. ist anderthalb Jahre alt. Es ist ein schöner Sommerabend, sie hat mit den Kindern draußen gespielt, nun soll sie gewaschen werden, essen und ins Bett. Sie will nicht, läuft davon, dreht sich nach mir um und fällt ein paar Stufen einer Steintreppe vor dem Haus hinunter - Schlüsselbein angebrochen. 1 Jahr später rutscht sie im Schwimmbad bäuchlings auf der Rutsche; der Belag der Rutsche war unten bereits abgeblättert, ein Stück davon schiebt sich ihr zwischen Nagel und Zeh ins Nagelbett. Im Krankenhaus müssen wir sie zu dritt festhalten, damit der Arzt den Nagel ziehen und das Stück Belag entfernen kann. Wir sind im Märchenpark; die große Rutsche hat es ihnen angetan. Vorsichtshalber lasse ich E. nur mit S. und K. nur mit L. zusammen rutschen. Unten angekommen, entwischt K. und ist in Windeseile die Rutsche hochgeklettert, rutscht - weil sie so klein ist, wird sie oben in der Kurve fast hinausgeschleudert, die Leute um uns herum schreien auf. Wir fahren mit dem Rad, K. sitzt vor mir im Kindersitz. Aus unerfindlichen Gründen zieht sie den rechten Fuß aus der Halterung, gerät mit ihm zwischen Vorderrad und Gabel, wir stürzen. Ich brauche ewig, bis ich den Fuß wieder herausgezogen habe, der eingeklemmt ist.

E. und K. müssen operiert werden, ich gehe mit ihnen ins Krankenhaus. K. wird zuerst operiert, erwacht aus der Narkose, schreit, schlägt um sich. Sie muss im Bett festgebunden werden, damit sie nicht die Schläuche aus dem Arm reißt. E. braucht wieder eine hohe Dosierung des Narkosemittels, schläft danach stundenlang, so dass die Schwestern und der Arzt bereits beunruhigt sind. Später heißt es, so unruhige Kinder hätte man hier noch nie gehabt, das kommt davon, wenn die Mutter bei ihnen bleibt.

Wasch- und Putzmittel habe ich vorsichtshalber im Flur im Hängeschrank deponiert. E. kommt trotzdem heran, nimmt einen herzhaften Schluck aus der Waschmittelpackung. Ein andermal gießt er den Inhalt einer Flasche Allzweckreiniger im Bad aus. Ich brauche Stunden, um das Zeug zu entfernen, vom penetranten Geruch wird mir übel (das Bad ist fensterlos).

E. kommt in den Kindergarten. Die Erzieherin stellt fest, daß er feinmotorische Schwierigkeiten hat, außerdem sei er sehr unruhig, bleibe nicht bei einer Sache. Es ist verboten, die Rutsche vom Sandkasten aus hinaufzusteigen, er tut es trotzdem, prallt mit einem Kind, das ordnungsgemäß rutscht, zusammen, ihm fehlt nichts, das andere Kind hat eine Gehirnerschütterung und blutet aus Mund und Nase.

S.'s Schwierigkeiten in der Schule - er ist jetzt in der 7. Klasse - werden immer größer. Er ist auch hier der Klassenkasper. Unter seinen Arbeiten steht: Lies den Text sorgfältiger durch, Du hast die Frage nicht beantwortet, arbeite ordentlicher. Die Noten gehen in den Keller. Er steigt zusammen mit einem Freund bei uns in die Kanalisation, um ein paar Kilometer weiter am Fluß wieder ans Tageslicht zu kommen. Sein Zimmer ist chaotisch; da wir nur eine 4-Zimmer-Wohnung haben, müssen sich die Großen und die Kleinen je ein Zimmer teilen. L. beklagt sich, daß S. so unruhig schläft, das Licht nicht ausmacht, wenn sie abends schlafen möchte, im Bett noch isst. Wir legen die Mädchen in einem, die Buben im anderen Zimmer zusammen.

Mit S. gehe ich zur Erziehungsberatung, wir sind mit den Nerven und der Weisheit am Ende. Ergebnis: Die Eltern lehnen ihn ab, ziehen die Tochter und die kleinen Geschwister vor. Nach Gesprächen mit der Lehrerin nehmen wir S. im Halbjahr der 8. Klasse zurück. Man empfiehlt uns, einen Neurologen aufzusuchen. Ich folge dem Rat, gehe zum Neurologen, möchte ein EEG machen lassen. Nach den ersten Sätzen, die ich sage, ruft er, „ach, ein hyperkinetisches Kind!". Er macht kein EEG, sondern empfiehlt, S. in ein spezielles Internat zu geben, in dem diese Kinder unterrichtet und behandelt werden, da wir 4 Kinder hätten, bekämen wir dafür finanzielle Unterstützung vom Staat. Ich erwidere, daß ich S. nicht ins Internat geben möchte, da er sich dann sicherlich endgültig abgeschoben und ungeliebt fühlen würde und bekomme darauf zur Antwort, wenn ich nicht bereit sei, seinen Anordnungen zu folgen, könne er uns nicht helfen. Ich gehe erneut zur Erziehungsberatung, nenne den Begriff, den der Neurologe erwähnt hat - sie winken ab, das seien Kinder, mit denen unnötig herumexperimentiert würde. Wir suchen einen Internisten auf, da S. Essig trinkt und nur Saures und Scharfes liebt. Er findet nichts, alles sei in Ordnung, er verschreibt vorsichtshalber etwas, „damit die Mutter beruhigt ist".

E. soll in die Schule kommen, muss im Kindergarten die Vorschuluntersuchung über sich ergehen lassen. Er geht in das Zimmer, wuselt herum, fragt, was er tun soll, redet unaufhörlich. Kommentar des Arztes: „Da haben wir ja ein typisches Fernsehkind". In der Schule bekommt er dieselbe Lehrerin, die S. schon in der zweiten Klasse hatte. Bei meinem ersten Gespräch mit ihr sagt sie: „Äußerlich sehen sich Ihre Buben nicht ähnlich, aber im Verhalten ist der eine wie der andere". Eine andere Lehrerin sagt mir mal so im Vorbeigehen: Als ich nur Ihren S. kannte und Ihre L. noch nicht, da habe ich mich gefragt, was daheim bei Ihnen wohl für Zustände herrschen müssen". Unter E.'s Arbeit steht jedes Mal: Lass Dir mehr Zeit, arbeite sorgfältiger. Wenn er Hausaufgaben machen soll, wirft er regelmäßig erst einmal seinen Schulpack quer durchs Zimmer und wütet über die Schule. Er hat immer irgendetwas vergessen, muss noch einmal in die Schule zurück, um es zu holen. Die Zugehfrauen fragen ihn, ob er Stroh im Kopf habe. Mitunter weigert er sich zu gehen, macht lieber keine Hausaufgaben. Einmal sitzt er davor, schreibt. Ich gehe an ihm vorbei, werfe einen Blick darauf und sage so nebenbei: „Kannst Du vielleicht ein bißchen schöner schreiben?". Hätte ich mir doch nur die Zunge abgebissen! Er schiebt plötzlich den ganzen Stoß von sich weg, legt die Arme auf den Tisch und den Kopf auf die Arme und fängt bitterlich an zu weinen. Erschrocken frage ich nach dem Grund, dann kommt schluchzend heraus: „Ich müh' mich so, und nie bekomme ich ein Sternchen, und den anderen fällt es so leicht, so leicht und immer kriegen die die Sternchen." Wir weinen beide.

K. ist im Kindergarten, es fällt ihr nicht leicht, sich einzuleben. Auch zu Hause spielt sie am liebsten abgesondert. Mir kommt vor, als lebe sie nicht nur in einer anderen Welt, sondern auch in ihrer eigenen Zeit. Sagt man ihr, sie solle anfangen aufzuräumen, das Spiel beenden, weil in zehn Minuten gegessen, weggefahren, eingekauft wird, und kommt nach zehn Minuten zurück, sitzt sie selbstvergessen mitten in ihrem Spiel, reagiert nun verstört und ängstlich, begreift nicht, was man von ihr will, hat auch offenbar total vergessen, dass sie von uns schon aufgefordert wurde, ihr Spiel abzubrechen.

Im Kindergarten ist sie im allgemeinen still und folgsam, gerne geht sie nicht hin. Eines Tages weigert sie sich, überhaupt hinzugehen mit der Begründung, sie würde dort geschimpft. Auf meine Frage nach dem Grund antwortet sie, dass wisse sie nicht. Ich frage die Erzieherin und nach einigem Überlegen fällt ihr ein: K. hatte auf einem Heizkörper gesessen, einer Elektro-Speicher-Heizung, und die Erzieherin hatte sie aufgefordert, herunterzukommen. Das tat sie zwar, saß aber Minuten später wieder darauf. Folglich mußte sie sich an den Tisch zur Erzieherin setzen. Ich versuche, K. den Grund zu erklären, sie schaut hilflos, reagiert mit Angst und Unruhe, begreift auch die Gründe für das Verbot nicht. Schließlich sagt sie, sie gehe nicht irgendwo hin, wo sie etwas tun soll, was sie nicht versteht. Wir sprechen später im Familienkreis darüber und L. sagt, sie könne sich auch noch daran erinnern, dass das verboten gewesen sei. Ich frage, ob sie es dennoch gemacht habe und sie antwortet: „Natürlich nicht, es war ja nicht erlaubt, obwohl ich nicht begreife, warum es eigentlich verboten war". Mir fällt auf, dass L. als normgesteuertes Kind in der Lage ist, auch unverständliche Regeln zu befolgen, S., E. und K. können das nicht.

Mit fünf Jahren stürzt K. mit dem Fahrrad, als sie einen abschüssigen Weg hinunterfährt. Sie zieht sich eine Kopfplatzwunde zu, die genäht werden muss. Ich behalte sie daheim, solange die Fäden noch nicht gezogen sind. Vier Tage nach dem Unfall bitte ich sie, schon mal ihre Schuhe anzuziehen, wir wollen einkaufen gehen. Ich hole noch etwas aus dem Schlafzimmer, plötzlich ein Schrei und ein fürchterliches Krachen. Ich stürze in den Flur, da liegt K. unter dem Schuhschrank (der Schrank hat Türstockhöhe, ist aus massivem Holz und wiegt knapp zwei Zentner). Ich wuchte den Schrank vom Kind, sie ist Gottseidank bei Bewusstsein, hat aber eine große Platzwunde auf der Stirn, durch die man den Stirnknochen sieht. Ich verständige den Notarzt, meinen Mann, warte auf den Krankenwagen. Es stellt sich heraus, dass sie zum Glück nur eine Gehirnerschütterung sowie Prellungen an Stirn und Hinterkopf hat. Die Wunde wird mit zehn Stichen genäht. Am nächsten Tag noch einmal Aufregung, durch die Prellung ist die Stirn so angeschwollen, dass sie die Augen nicht mehr öffnen kann. Sie hatte Angst, blind geworden zu sein.

Platzwunden sind bei den dreien, ebenso wie Brüche oder Prellungen, an der Tagesordnung. Als ich wieder einmal mit einem der Kinder in die Praxis komme, sagt eine Frau, die dort mitarbeitet, spontan: „O, nein, nicht schon wieder!".

S. bekommt einen Verweis in der Schule: bei der Besprechung der Schulaufgabe hat er plötzlich in seinen Schulpack gegriffen, Konfetti herausgeholt, in die Luft geworden und „Helau" gerufen. Es war der 11.11., S. ist in der 9. Klasse. Er nervt seine Lehrer nach wie vor, man empfiehlt uns, ihn auf die Realschule zu schicken. Das wollen weder S. noch mein Mann. Auch E. hat Schwierigkeiten, nicht nur im

Verhalten, nicht nur bei der formalen Ausführung - er verdreht die Zahlen, vergisst ganze Päckchen zu rechnen, beim Lesen schaut er nicht genau hin, errät mehr als er liest. Schwer fällt ihm vor allem die Rechtschreibung, er verdoppelt die Anfangsvokale (Iinsel, Eerde), vergisst ganze Silben (Landücke statt Landungsbrücke), das Wort „Lehrer" habe ich noch nie in so vielen Variationen gesehen (Lerer, Leher, Lherer, Lher). Wir üben - Tränen, Wutausbrüche. Ich gehe mit ihm zur Beratungsstelle, um testen zu lassen, ob er Legastheniker ist. Der Test dauert eine Dreiviertelstunde, Ergebnis: er ist kein Legastheniker, die häuslichen Verhältnisse sind schuld, er wird zu sehr kontrolliert, hat zu wenig Freiraum! - Ach ja! Einen Sonntag im Winter ist er - wieder einmal - kurz nach dem Frühstück um 9 Uhr verschwunden. Er kommt - wieder einmal - nicht zum Mittagessen heim. Ab 14 Uhr telefoniere ich - wieder einmal - im ganzen Bekanntenkreis herum: ist S. bei Euch? Keiner hat ihn gesehen. Wir machen uns auf die Suche. Es fängt an zu dämmern, es hat den ganzen Tag geschneit. Gegen 16 Uhr 30 bis 17 Uhr finden wir ihn an einem Schlittenhang (er ist auf Plastiktüten und Autoreifen gerutscht, der Schlitten ist daheim), nass bis auf die Haut, Mütze schief auf dem Kopf, nein, ihm ist nicht kalt, Hunger hatte er bis jetzt auch keinen (und keinen Freiraum?!). Im November sitzt er, nur mit Shorts und T-Shirt bekleidet, barfuß auf den Stufen vor dem Haus. Alles läuft mit Winterkleidung herum, aber ihm ist nicht kalt.

E. hat eine Platzwunde am Kinn, die genäht werden musste, als die Fäden gezogen werden sollten, bitte ich S., mit ihm zum Arzt zu gehen, weil K. krank ist und ich sie nicht allein lassen möchte. Sie kommen ewig nicht wieder, ich ärgere mich, daß man die Buben so lange warten lässt. Endlich kommen sie heim, E. am Kinn dick verpflastert: S. hatte ihn, damit es schneller geht, auf die Lenkstange seines Fahrrades gesetzt. Auf dem Rückweg war er eine Abkürzung gefahren, die seine Fahrkünste überforderte. Sie stürzten beide und E.'s frisch verheiltes Kinn war erneut aufgeplatzt; sie mussten umkehren und es noch einmal nähen lassen.

E. und K. waren 6 bzw. 7 Jahre alt geworden, beide hatten zum Geburtstag Fahrräder bekommen. S. erbot sich, mit ihnen ein bisschen zu üben. Es war Mitte März und mittags um 14 Uhr einigermaßen warm. So waren sie nicht allzu dick angezogen. Sie fuhren los und kamen nicht wieder. Es wurde halb 5, 5 Uhr, allmählich bekam ich Angst. Die Sonne war schon weg, es war kalt. Mein Mann machte sich mit dem Auto auf die Suche. Kurz vor 18 Uhr kamen sie dann an. Es war ganz toll gewesen, und gefroren hatten sie überhaupt nicht.

Bei einem Vortrag des Kinderschutzbundes höre ich von der referierenden Ärztin zum ersten Mal etwas von Phosphatempfindlichkeit und dem Verhalten dieser Kinder. Ich gehe mit beiden Buben zu dieser Ärztin, und wir beginnen mit der Umstellung der Ernährung. S. hat die 10. Klasse nicht geschafft, er wiederholt, aber die Noten sind unverändert. E. hat den Notenschnitt für den Übertritt ans Gymnasium, aber nach S.'s Leidensweg und E.'s Schwierigkeiten mit der Orthographie entschließen wir uns, E. über die Hauptschule zur Realschule zu schicken. Wir leben alle mit der Ernährungsumstellung, zunächst ohne Erfolg. Nach einem Vierteljahr tritt bei E. eine Besserung ein, er wird etwas ruhiger, die Schrift wird besser, er liest sogar über einen längeren Zeitraum hinweg ein Buch. Etwa ein halbes Jahr nach der Einführung der phosphatarmen Ernährung zeigen sich auch bei S. erste Erfolge, die Schulleistungen werden sehr viel besser. Ein Lehrer sagt zu ihm: „Sind Sie ein fauler Hund gewesen!". Unsere Nahrungspalette ist inzwischen extrem eingeschränkt, wir müssen zusätzlich Vitamine, Kalzium etc. einnehmen. Einige Verhaltensauffälligkeiten bleiben dennoch unverändert: Impulsivität, Verständnis- und Wahrnehmungsschwierigkeiten bleiben bestehen, aber außer in Stress-Situationen sind sie deutlich ruhiger geworden. Aber es wächst der Protest gegen die einseitige Ernährung und obwohl sie selber Erfolge registrieren, wollen sie nicht ständig verzichten. Ich erweitere das Angebot, es geht zunächst gut, aber im Laufe der Zeit kommen die alten Verhaltensweisen wieder. Ich streiche den Speiseplan wieder zusammen, aber uns allen fehlt letztlich die Bereitschaft, auf Dauer durchzuhalten. Immerhin, S. schafft die 10., die 11. Klasse und macht sein Abitur.

E. kommt in die 5. Klasse, er bekommt einen strengen Lehrer, der ihm sein Störverhalten austreiben will. Es hagelt Strafarbeiten und Mitteilungen. Zu Spitzenzeiten bringt E. es auf drei Strafarbeiten und einen Verweis pro Tag! Alle Interventionen meinerseits bringen nichts. E. reagiert mit Wutanfällen daheim, Hasstiraden gegen den Lehrer. Zeitweilig erledigen L. und ich die Hausaufgaben für ihn. Meist verschwindet er sogleich nach dem Mittagessen, ehe ich ihn hindern kann, kommt erst abends heim. Jedenfalls steht für uns fest, dass K., obwohl sie sich in der Schule schwerer tut als L., aufs Gymnasium gehen wird. K. hat vor allem Probleme mit Mathematik, bisweilen auch in Heimat- und Sachkunde, je nachdem, welcher Stoff behandelt wird. Die Lehrerin wundert sich über die Diskrepanz in ihren Leistungen, über ihre zeitweilige „Begriffsstutzigkeit" und Blockiertheit. Aber sie ist eine brave, unauffällige, stille Schülerin, zeigt allerdings eine unverhältnismäßig starke Ängstlichkeit bei jeder Änderung der Situation. Und dann ihre plötzliche Impulsivität: die Klasse soll die Zahlen von 1 bis 10 vorwärts und rückwärts laut aufsagen, als sie wieder bei 1 angekommen sind, ruft K. heraus: Feuer!

Auch in der Realschule ändert sich E.'s Verhalten nicht. Beim ersten Elternsprechtag beklagen sich die Lehrer: er ist sehr unruhig, von den Hausaufgaben fehlt die Hälfte (wenn ich ihn frage, hat er nie etwas auf), er stört den Unterricht, ruft dazwischen, isst während des Unterrichts sein Pausenbrot (er hat jetzt Hunger), stellt Fragen zu einem Stoff, der schon längst abgehandelt ist. Es gibt Mitteilungen und Verweise. In der

9. Klasse nehmen wir ihn im Halbjahr zurück in die 8. Klasse, da die Noten im Keller sind, auch in seinen Lieblingsfächern Mathematik und Physik. Im Physiksaal hängen einige Stromkabel lose aus der Wand. Er geht hin und verknüpft sie miteinander, es gibt einen Riesen-Stromausfall, den Konrektor trifft fast der Schlag.

K. geht nach der 4. Klasse aufs Gymnasium, hat dort weniger Schwierigkeiten als befürchtet. Zu Beginn der 7. Klasse kommt bei ihr ein seelischer Einbruch, ohne erkennbaren äußeren Grund. Sie wird depressiv, spricht in der Schule kaum noch, die Noten sinken rapide. Wir gehen zum Arzt, es ergibt sich kein klärender Befund. Sie bekommt Vitaminpräparate, Jod, Eisen, Kalzium. Sie isst fortan kein Fleisch mehr, weil ihr die Tiere leid tun. Nach einigen Wochen steigt das Stimmungsbarometer wieder, warum, weiß sie auch nicht. Sie kleidet sich zwar noch immer in helles, freundliches Schwarz, aber das gibt sich im Laufe der Zeit. Fleisch isst sie bis heute nicht. Wir unterhalten uns sehr viel über Fragen der Ethik, über Natur- und Umweltschutz, sind von ihrer Einstellung beeindruckt, L. und ich verzichten von nun an ebenfalls auf Fleisch, Wurst und dergleichen. Obwohl K. in der Schule relativ gut mitkommt, schwanken ihre Leistungen, vor allem in ihren Angstfächern. Auch so hat sie Schwierigkeiten zurechtzukommen. Bitte ich sie, etwas einzukaufen, muss ich genau beschreiben, in welchem Regal und wo der gewünschte Artikel zu finden ist. Ist die Anforderung größer (bitte kaufe mir eine Packung Spaghetti ohne Ei und stecke den Brief hier auf dem Weg in den Postkasten, nimm vorsichtshalber den Schirm mit, es regnet gleich) reagiert sie konsterniert und hilflos: was soll ich denn jetzt? Ihr Zimmer ist chaotisch, sie findet nichts wieder, gerät - wenn es sich z.B. um Schulsachen handelt - in Panik und schläft vor Angst die halbe Nacht nicht.

E.'s Leistungen sind auch nach dem Wiederholen nicht viel besser geworden, sein Verhalten im schulischen Kontext lässt zu wünschen übrig, er reagiert aggressiv, wenn er sich ungerecht behandelt fühlt. In der 9. Klasse erhält er einen Verweis von einer Lehrerin, die so gut wie nie Verweise erteilt: er stört den Unterricht in provokanter Weise; weder gütliches Zureden noch ernste Ermahnungen vermochten es, sein Verhalten zu ändern. Im Zwischenzeugnis bringt er drei Fünfer heim.

Ein Jahr zuvor haben wir vom Kinderschutzbund einen Gesprächskreis für Eltern mit hyperaktiven Kindern eingerichtet. Eine Mutter dieser Gruppe hat ihr Kind mit Ritalin® behandeln lassen. Sie berichtet von ihren Erfahrungen damit. Wir beschließen, es bei E. ebenfalls damit zu versuchen. Wir suchen einen Kinderarzt auf, berichten von unseren Problemen. Er untersucht E., unterhält sich mit ihm; als er von den drei Fünfern erfährt, stimmt er zu und verordnet Ritalin®.

Zuvor, ein halbes Jahr nach Bestehen des Gesprächskreises, haben bei unserem ersten Treffen 14 Tage nach den Sommerferien alle Eltern schulpflichtiger Kinder in unserer Gruppe einen Verweis von den Schulen erhalten! Die Gruppe wächst zusammen, tauscht Erfahrungen aus, wir sind froh zu erfahren, dass Anderen Ähnliches widerfahren ist, wir nicht allein sind.

Seit E. mit Ritalin® behandelt wird, ist sein Verhalten wie umgewandelt, es gibt keine Verweise mehr, er schafft das Schuljahr. Pro Tag bekommt er 30 mg, allerdings nur unter der Schulzeit, auch nicht an den Wochenenden. Wenn am nächsten Tag Sport, Musik usw. ist, reduzieren wir auf 20 mg, da er dann kaum Hausaufgaben aufhat.

K. hat Angst vor einer Physikschulaufgabe. Nach allem, was ich durch die Arbeit im Gesprächskreis erfahren habe, bin ich mir sicher, dass sie das gleiche Handicap hat, wie ihre Brüder, nur eben hypo… ! Da sie die Schulaufgabe nach der Pause schreibt, riskiere ich ein Experiment: ich gebe ihr heimlich eine Ritalin® aufs Pausenbrot. Sie kommt aus der Schule heim, ist aufgebracht und „sauer"! Ich denke, o Gott, was habe ich getan, frage, warum sie so ungehalten ist. Antwort: es ging ihr noch nie so gut bei einer Schulaufgabe, sie war plötzlich ganz ruhig, keine innere Hektik und Angst. Normalerweise sieht sie in den ersten Minuten auf dem Angabenblatt nur Zahlen und Wörter, alles ohne Sinn. Diesmal konnte sie alles sofort erfassen, stellte fest, dass die Schulaufgabe leicht war; ihr fielen Regeln ein, von denen sie gar nicht mehr wußte, dass sie sie gelernt hatte. Sonst schaffte sie es kaum, in der regulären Zeit fertig zu werden, diesmal brauchte sie nur eine halbe Stunde. Das konnte sie sich nicht erklären, meinte deshalb, sich verrechnet zu haben und nahm sich die erste Aufgabe, die so sehr leicht war, noch einmal vor, machte gedankliche Purzelbäume und kam so zu einem anderen Ergebnis. Das erste wäre aber richtig gewesen und da alle anderen Aufgaben ebenfalls richtig waren, hätte sie sich nun eine Eins verpatzt.

Noch nie hat sie eine Eins in Physik gehabt! Sie könne sich ja so ärgern. - Ich lasse es dennoch bei dieser einen bewenden, denn ich müsste sie jedes Mal bei E. abzweigen, der sie aber nötiger braucht. Außerdem möchte ich dem Arzt keine Schwierigkeiten bereiten.

K. ist das Kind mit den meisten Unfällen, mehrfach muss sie am Kinn genäht werden, Platzwunde am Knie, Bänderdehnungen und Prellungen zieht sie sich zu. Mit dem Fahrrad fährt sie auf einen parkenden LKW auf - Platzwunde am Kopf. In der Schule bekommt sie die erste Mitteilung und ist empört: darf man nicht mal ein Papier in den Papierkorb werfen? Was war los? Der Lehrer hatte um Aufmerksamkeit für eine wichtige Erklärung gebeten; im gleichen Augenblick fiel ihr ein Fetzen Papier am Boden auf, sie hat ihn aufgehoben und in den Papierkorb geworden, der Lehrer fühlte sich provoziert.

Wir hatten an einem Freitag Silberhochzeit, möchten sie mit unseren Kindern und dem Freund von L. in einem Hotel in der Schweiz feiern. Wir müssen mit zwei Autos fahren, haben aber nur eines. S., inzwischen 24 Jahre alt, hat die Möglichkeit, über seine Firma ein Mietauto zu einem günstigen Tarif zu bekommen. Da er zu dieser Zeit zur Schulung in F. ist, bitten wir ihn, dort am Freitag in der Früh das Auto zu mieten, L. und Freund, die in F. studieren, abzuholen und zu uns zum Sektfrühstück heimzukommen. Um 13 Uhr wollen wir dann in die Schweiz fahren. Am Wochenende zuvor ist S. daheim bei uns, muss am Sonntagabend nach F., ein Freund nimmt ihn im Auto mit. Er trifft sich zwar noch mit seiner Clique, kommt wieder einmal auf die letzte Minute, schnell die Sachen zusammenpacken, der Freund wartet schon. Ich frage noch: „Hast Du Führerschein und Personalausweis dabei?" „Mama, nerv nicht!"

Silberhochzeitstag, Freitag früh um kurz vor 7 Uhr klingelt das Telefon: „Könnt Ihr mal schauen, ob mein Führerschein im Zimmer liegt? Ich rufe in zehn Minuten nochmal an." Wir sind gerade erst aufgestanden, E. und S. schlafen noch, wir wecken sie, große Hektik, alles sucht den Führerschein, aber wir finden ihn nicht. Was nun? Wir überlegen uns eine andere Lösung. S. ruft an: „Habt Ihr ihn?" Bevor ich ihm noch unseren Vorschlag unterbreiten kann, sagt er: „Ich bin tierisch im Stress!", und hängt ein. Wir warten erst einmal ab, frühstücken. Ich rufe bei L. an, frage vorsichtig, ob S. sie angerufen habe, ja, er käme gegen 11 Uhr. Um halb zehn steht S. bei mir auf der Matte, bereits schick in Schale für die Feier: er ist mit der Bahn von F. nach S. gefahren, ist mit dem Taxi hergekommen, geht nun in sein Zimmer, der Führerschein liegt unter einem seiner vielen Pokale. Er fährt mit dem Taxi zurück nach S., mietet dort ein Auto, fährt damit nach F., holt Schwester und Freund ab, um halb eins sind alle bei uns. Trotz allem, obwohl ihm sein Handicap bleiben wird, man sieht, er schafft es doch! Es kostet zwar Zeit, Geld und Nerven, aber im Endeffekt bekommen sie ihr Leben doch in den Griff. E. hat seine Realschulprüfung gemacht und geht im Herbst zur Fachoberschule. K. hat die 10. Klasse geschafft, S. Freude und Erfolge in seinem Beruf.

Das Frühstück und Mittagessen am Sonntag ist immer noch chaotisch. Bis auf diese zwei Mahlzeiten habe ich die gemeinsamen abgeschafft; mein Mann kann sein Essen in Ruhe einnehmen, ohne Magengeschwüre zu bekommen, die Kinder müssen sich nicht unter Druck setzen, damit ja nichts passiert - gerade dann geht es meist daneben. Wir haben gelernt, damit zu leben, können uns akzeptieren und annehmen, wie wir sind. Und wenn ich es genau betrachte, wiegen die guten Eigenschaften der Kinder alles auf: sie sind aufrichtig, heiter, hilfsbereit, gutmütig, aufgeweckt und, wenn es darauf ankommt, zäh und fleißig. Ich möchte sie alle vier um nichts in der Welt missen.

14 Wo finden Betroffene Hilfe?

Die Diagnostik und der Beginn der Behandlung sollten nur bei Fachärzten für Kinder- und Jugendpsychiatrie oder bei Kinder- und Jugendärzten, die sich speziell mit diesem Krankheitsbild auskennen, erfolgen. Es ist wichtig, eventuell vorhandene andere Störungen (z. B. Teilleistungsstörungen) mit in einen Therapieplan einzubeziehen.

Eine Übersicht über das Krankheitsbild, Treffen von Selbsthilfegruppen und wissenschaftliche Veröffentlichungen finden Sie im Internet unter **www.hyperaktiv.de.** Im Forum dieser Seite werden Sie Antworten auf Ihre persönlichen Fragen bekommen.

Dort finden Sie auch eine Liste von Kliniken für Kinder-und Jugendpsychiatrie.

Leider ist es noch wenig verbreitet, in Arztpraxen, Kindergärten und therapeutischen Einrichtungen die Adressen von Selbsthilfeorganisationen bekannt zu geben; deshalb hier die Angaben über die Dachorganisationen einer großen Zahl von Elterninitiativen, wo Erfahrungen mit kompetenter Hilfe in Ihrer Umgebung am besten zu erfragen sind:

Bundesverband Aufmerksamkeitsdefizit/ Hyperaktivitätsstörung BV-AH e.V.
(früher Bundesverband der Elterninitiativen zur Förderung hyperaktiver Kinder e.V.)
Postfach 60, Tel./ Fax 09191/34874, 91291 Forchheim

ADS e.V. Elterninitiative zur Förderung von Kindern mit Aufmerksamkeitsdefizit-Syndrom mit/ohne Hyperaktivität
Postfach 1165, 73061 Ebersbach

Arbeitskreis überaktives Kind (AÜK)
Dieterichstr. 9, 30159 Hannover

15 Glossar

ADHD:
attention deficit hyperactivity disorder, amerikanische Bezeichnung für Aufmerksamkeitsmangel und Hyperaktivität

Allergie:
von der Norm abweichende Überempfindlichkeitsreaktion auf bestimmte Substanzen, bei denen der Körper mit Krankheitszeichen auf wiederholten Kontakt reagiert.

Antidepressiva:
Mittel zur Behandlung von Depressionen

Computertomographie (CT):
spezielles computergestütztes röntgenologisches Schichtaufnahmeverfahren mit zweidimensionaler Darstellung von Körperstrukturen

Dyskalkulie:
Rechenschwäche, die nicht durch einen Mangel an Intelligenz verursacht ist

EEG (Elektroenzephalogramm):
elektrische Messung von Hirnströmen

hyperaktiv:
vermehrt aktiv, unruhig

hypoaktiv:
wenig aktiv, äußerlich ruhig

Legasthenie:
Lese- und Rechtschreibschwäche, die bei normaler Intelligenz vorhanden ist

MCD (minimal cerebral dysfunction):
heute weniger gebräuchliche Diagnose, die auf eine leichte Hirnschädigung hinweisen soll, ohne dass immer die Art der Schädigung festgestellt werden kann

Mototherapie:
Bewegungsbehandlung durch speziell geschulte Sportlehrer

Neuroleptika:
im Gehirn wirksame Substanzen zur Behandlung von Erscheinungen wie Halluzinationen, Wahnbildung, sehr starker Angst und Erregung; es gibt gering und stark wirksame Medikamente

Neurotransmitter:
chemische Übertragungsstoffe im Gehirn, wie Serotonin, Dopamin und Noradrenalin

Psychopharmaka:
im Gehirn wirksame Substanzen, die zur Behandlung von gestörten psychischen Funktionen eingesetzt werden

Sensomotorik:
Beziehung zwischen Reizen, die das Gehirn über die Körpersinne erhält (z.B. Berührung, Schmerz), und den Bewegungsabläufen der Muskulatur

SPECT: Verfahren, bei dem eine Kamera die Strahlung von radioaktiven Elementen misst, die zuvor an bestimmte Substanzen angekoppelt werden

Stimulanzien:
Medikamente zur Verbesserung der Aufmerksamkeits- und Konzentrationsleistung

Teilleistungsstörung:
umschriebene Störung einer bestimmten Hirnfunktion wie Lesen oder Rechnen bei sonst normalem Leistungsvermögen

16 Literatur

Bilderbücher für Kinder und Eltern

Albrecht, S.: Krake Hippihopp. (2001) Novartis Pharma Verlag
Bilderbuch.

Hoffmann, H.: Der Struwwelpeter. Pestalozzi Verlag
Bilderbuch

Lindgren, A.: Immer dieser Michel. Verlag Oetinger
Lesebuch

Lindgren, A.: Michel aus Lönneberga, mit Bildern von Björn Berg. Verlag Oetinger
Bilderbuch

Elternratgeber

Döpfner,M., Schürmann,S., Lehmkuhl,G. (2000) Wackelpeter & Trotzkopf, Psychologie Verlags Union, Weinheim

Eichlseder, W. (1994) Unkonzentriert? Beltz, Weinheim und Basel

Fitzner, T., W. Stark (Hrsg.) (2000) ADS: verstehen - akzeptieren - helfen. Beltz, Weinheim und Basel

Klasen, E. (1999) Legasthenie - umschriebene Lese-Rechtschreib-Störung. KLL-Verlag, Klagenfurt

Neuhaus, C. (1996) Das hyperaktive Kind und seine Probleme. Ravensburger, Urania-Ravensburger, Berlin

Neuhaus, C. (2000) Hyperaktive Jugendliche und ihre Probleme. Urania-Ravensburger, Berlin

Literatur für Betroffene

Dietz, F. (1999) Wenn ich doch nur aufmerksam sein könnte! Ein hyperaktiver Jugendlicher berichtet. Elternselbsthilfe ADS/Hyperaktivität. Frankfurt/M.

Hallowell, E.M., J.J. Ratey (1999) Zwanghaft zerstreut. Die Unfähigkeit, aufmerksam zu sein.Rowohlt, Hamburg

Solden, Sari (1999) Die Chaosprinzessin, BVAH - Verlag, Forchheim

Ryffel-Rawak,D. (2001) ADS bei Erwachsenen. Hans Huber Verlag, Bern

Lehrerratgeber

Staatsinstitut für Schulpädagogik und Bildungsforschung (1999) Aufmerksamkeitsgestörte, hyperaktive Kinder und Jugendliche im Unterricht. Auer, Donauwörth

Literatur für Fachleute

Döpfner,M., Schürmannn, S. & Fröhlich, J. (1998) Therapieprogramm für Kinder mit hyperkinetischem und oppositionellen Verhalten THOP. Psychologie Verlags Union, Weinheim

Steinhausen, H.-C. (Hrsg.) (2000) Hyperkinetische Störungen im Kindes-, Jugend- und Erwachsenenalter. W. Kohlhammer, Stuttgart, Berlin, Köln

Trott, G.-E. (1993) Das hyperkinetische Syndrom und seine Behandlung. J.A. Barth, Leipzig, Berlin, Heidelberg

Wender, Paul (2002) Aufmerksamkeits/Hyperaktivitätsstörung bei Kindern, Jugendlichen und Erwachsenen. Kohlhammer Verlag, Stuttgart

Sachregister